手術室に配属ですか?!

監修 廣瀬宗孝
兵庫医科大学麻酔科学・疼痛制御科学講座主任教授

すごく大事なことだけギュッとまとめて教えます！

MCメディカ出版

『手術室に配属ですか?!』を手にしていただいたみなさんへ

　今、この本を手にしている方は、「手術室に行くことになったのだけど、ちゃんとできるかしら」とか「手術室だけは行きたくなかったけど、仕方ないなあ」など不安な気持ちがいっぱいで、できればこの本がそんな気持ちを払いのけてくれたらいいなあ、と思われているかもしれません。そのような方にぜひ読んでいただきたいのが本書です。

　手術室に来られる患者さんにとって、手術は人生の一大イベントです。患者さんの不安な気持ちが強すぎると、術後の合併症まで多くなってしまうので、術前の不安を和らげることはとても大切です。全身麻酔の手術中は、意識のない患者さんの体位や体温の管理をこまめに行うことが早期退院につながります。また、手術中の患者さんのバイタルサインの異常にいち早く気付き、適切な対処をすることは、患者さんを危険な状態から護ります。このように手術看護の役割はとても重要で、やりがいがある仕事です。本書のページをぱらぱらと繰っていると、手術室で働いてみたいという気持ちが、きっとわいてくることでしょう。

　2018年12月

兵庫医科大学麻酔科学・疼痛制御科学講座主任教授　廣瀬宗孝

　みなさん、手術室看護師ってどんなイメージをお持ちですか？

　手術室看護師というと、術野で器具を医師に手渡す「器械出し看護師」のイメージが一番強いのではないでしょうか。実際に、医師と阿吽の呼吸で、術中に使用する器具を先読みして準備し、手術がスムーズに進行するよう医師と協力しあいます。もうひとつ、手術中に患者さんの介助をしたり、器械を準備したりする「外回り看護師」という役割があります。急に必要となる血液や薬剤を手配したり、記録を入力したり、チームメンバーの調整役となり患者さんの安全・安楽を守ります。

　今回、希望で手術室に配属された方もいれば、そうでない方もおられると思います。実は手術室は医療ドラマの影響もあって、一部の新人さんには人気の部署のひとつなんです。オペナースというと「デキる看護師」というイメージがありませんか？

　患者さんにとって一大イベントである手術に、緊張感を持って直接かかわる手術室看護師。無事に手術が終了したときの醍醐味、達成感はほかではなかなか味わうことができない貴重な体験です。ぜひ一緒に、その達成感を味わっていただけたらと思います。この本が、手術室に配属されたみなさんのお役に少しでもたてれば幸いです。

　2018年12月

兵庫医科大学病院看護部手術センター看護師長　川越英子

手術室に配属ですか?!
CONTENTS

『手術室に配属ですか?!』を手にしていただいたみなさんへ ……… 3

■ **1章　手術室ってどんなとこ？** 6
- 1　こんな患者さんがいます ……… 6
- 2　こんな環境です ……… 8
- 3　こんな治療をします ……… 10

■ **2章　手術看護の流れをみてみよう** 12
- 1　手術看護の流れと看護師の役割 ……… 12
- 2　術前訪問の目的とチェックポイント ……… 14
- 3　器械出し看護と外回り看護 ……… 17

■ **3章　絶対おさえておきたい器械出し看護のこれだけ！ポイント** 19
- 1　基本器械と縫合糸の種類、用途、渡し方 ……… 19
- 2　手術部位感染 ……… 31

■ **4章　絶対おさえておきたい外回り看護のこれだけ！ポイント** 36
- 1　患者誤認と手術部位間違いを防ごう ……… 36
- 2　安全・安楽な体位固定を行おう ……… 40
- 3　器械・ガーゼカウントで患者さんを守ろう ……… 43
- 4　出血量の測定により患者さんへのケアが変わる ……… 46
- 5　摘出臓器・検体の取り扱いに注意しよう ……… 48
- 6　安全で適切な退室・申し送りをしよう ……… 50

5章　麻酔のキホン　52

1. 全身麻酔と局所麻酔はどうちがう？ ── 52
2. 麻酔の影響 ── 55
3. 麻酔導入・気管挿管時のケア ── 61
4. 抜管・覚醒時のケア ── 76

6章　手術室モニタリングのキホン　81

1. 循環モニタリング ── 81
2. 呼吸モニタリング ── 88
3. 体温モニタリング ── 93
4. そのほかのモニタリング ── 96

7章　手術室でよく使われる薬　100

1. 吸入麻酔薬 ── 100
2. 鎮静薬 ── 101
3. 鎮痛薬 ── 102
4. 筋弛緩薬と拮抗薬 ── 104
5. 制吐作用を目的にする薬剤 ── 105
6. 昇圧薬 ── 106
7. 降圧薬 ── 107
8. β遮断薬 ── 107
9. 強心薬 ── 108
10. 抗不整脈薬 ── 109
11. 副腎皮質ホルモン製剤 ── 109
12. 血液凝固関係製剤 ── 110
13. 利尿薬 ── 110
14. 局所麻酔薬 ── 111

8章　手術室でよく聞く略語　112

引用・参考文献　115
索引　117
監修・執筆者一覧　119

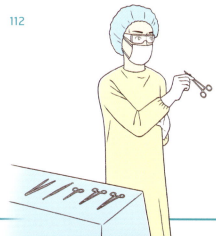

1章　手術室ってどんなとこ？

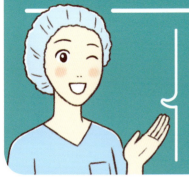

"手術室"というと、テレビドラマの手術シーンのような、医師に手術器械を手渡したり、術者の汗を拭く看護師の様子を想像するのではないでしょうか？実際にはそればかりではありません。

まず手術を受ける患者さんの特徴や手術室の環境、特徴的な治療についてお話しします。

1│こんな患者さんがいます

手術という大きな選択をする患者さん

- 手術はライフイベントのなかでも、大きなストレスとなります。
- 手術が必要と言われた患者さんは、「まさか自分が、という戸惑い」や「生命が脅かされているのではないか、という恐怖」「予後に対する不安」「経済的な不安」など、これまでに経験したことのないような感情にさらされています。
- 看護師には、患者さんの不安や恐怖などの心理的状況を理解し、患者さんが十分な情報を得て納得するまで医師の話を聞く機会を作り、自らの治療方法を決定できるよう支援する役割があります。

手術には、心臓、肺、消化器、皮膚、乳房、耳、鼻、筋骨などさまざまな種類がある

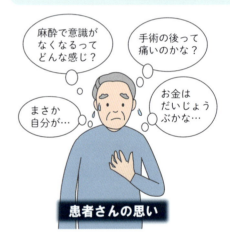

患者さんの思い

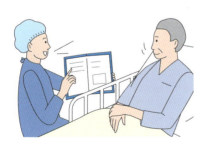

手術に向けて揺れる思いを抱える患者さん

- 治療方法を選択したあとも、患者さんは全身麻酔や手術に対する期待や不安など、さまざまな揺れる思いを抱えています。
- 自分自身の想像を超える未知の不安のなかで、手術という現実に直面し、手術が早く終わることを願っています。
- 私たち看護師は、術前訪問、術前オリエンテーションなどを通して、患者さんの手術前の気持ちを整え、少しでも安心感が得られるよう援助していきます。

医療者にすべてをゆだねる手術中の患者さん

- 麻酔中の意識のなくなった患者さんは、自らの意思で危険を回避することができません。
- 手術中の患者さんの安全を守ることは、看護師だけでなく手術チームメンバー全員の責務でもあります。
- 患者さんの意識がなくとも、最良の状態で安全・安楽に手術が受けられ、スムーズに手術が進行し、術後合併症もなく順調に回復できるよう支援していきます。

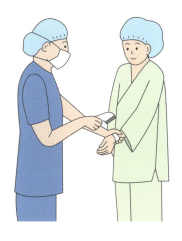

ケアのポイント　手術を受ける患者さんへの援助

- ✓ 患者さんが医師からの説明を理解し、自らの意思で治療方法を選択できるよう支援しよう
- ✓ 患者さんと医療チームの調整役となり、患者さんに継続して多職種が支援する体制を整えよう
- ✓ 患者さんの全身状態をアセスメントし、術後合併症を予防しよう
- ✓ 患者さんの手術前の不安や苦痛を軽減し、手術に臨めるように援助しよう
- ✓ 術前外来、術前訪問、術前オリエンテーションなどを通して、患者さんの手術に取り組む姿勢を支えよう
- ✓ 手術室内では、落ち着いた温かな対応や声かけを行い、患者さんの緊張や不安が少しでも軽減できるよう支援しよう
- ✓ これから行われる処置について、わかりやすくていねいに説明しよう（説明しすぎて患者さんを不安にさせないよう、常に患者さんの反応を確認することが大切）
- ✓ 麻酔中の意識のなくなった患者さんに対しては、患者さんの安全確保やプライバシーの保護に細心の注意をはらおう

なんで？どうして？

手術室に看護ってあるの？

　もちろんです！「手術看護」は手術室内だけでなく、患者さんが手術を選択したときから退院まで周術期全体を通して行うものです。内視鏡手術や血管内カテーテル治療、手術支援ロボットなど、医療技術の進歩は患者さんにとってより負担の少ない治療を可能にしました。医療は進歩しましたが、私たちが患者さんや家族に寄り添う心は変わりません。患者さんが手術を選択したときから、タイムリーにかかわれるのは手術室看護師です。患者さん、家族の心理を理解したうえで、より質の高い看護を提供していきましょう。

［川越英子］

2 | こんな環境です

- 手術室っていうと"閉鎖空間""無機質"とか、"薄暗いところに無影灯が…"というようなイメージでしょうか？
- 最近では、従来の"冷たいイメージ"を変え、手術を受ける患者さんの緊張を解くよう、温かみがあるような色調や壁面に写真やイラストなどを取り入れる施設もあります。

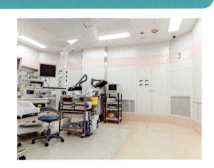

手術室の空調

- 手術室は、一般病棟とは違い、空気の清浄度・温度・湿度・気流（気圧）を制御し、適切な状態に保つための空調設備が整っていなくてはなりません。手術を受ける患者さんの感染のリスクを軽減するために、手術室の空調設備は大変重要です。**清浄度**（せいじょうど）を高く維持できる環境が求められます。

  > 空気中の微粒子がどの程度少ないか？つまりどれくらいキレイなのかということ
  > 清浄度のクラスは、日本医療福祉設備協会規格により、クラスⅠ～Ⅵまで分類されている

- 室温は患者さんの体温管理やスタッフの快適性などから、一般的に22～26℃が目安です。湿度は一般的に40～60％に保つために除湿や加湿が必要となります。

▼ 手術室の空調設備

- HEPAフィルタは、0.3μmの粒子に対して、99.97％以上の濾過効率をもっている
- スギ花粉は20～40μm、黄砂は4μm、PM2.5は0.1～0.3μmといわれている

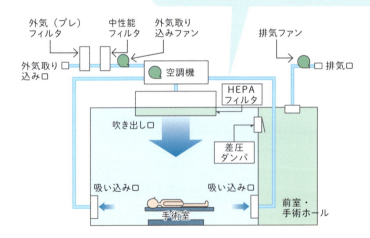

> 外気取り込み口から取り込んだ空気は、まず汚染物などを取り込まないようにフィルタを介し（外気フィルタ）、空調機までの汚染防止のために中性能フィルタを通る。空調機により適度な温度・湿度となった空気は手術室へ入り込む前に、HEPAフィルタなどの高性能フィルタを通過し、手術室の天井にある吹き出し口から清浄な空気が供給される

なんで？どうして？

手術によって高度な清浄度が要求されるのはなぜ？

人工関節置換手術などは、バイオクリーンルーム（BCR）という高度な清浄度を保つ部屋で行われます。消化管などとはちがい、関節内や脳脊髄にはホコリなどは存在しないのが正常です。そのため高い清浄度が求められ、陽圧の空間となっており、出入り口扉の開閉や手術室の在室者数に影響を受けます。

▼ 清浄度クラス

清浄度クラス	名称	摘要	該当室	室内圧
I	高度清潔区域	層流方式による高度な清浄度が要求される区域	バイオクリーンルーム	陽圧
II	清潔区域	必ずしも層流方式でなくてもよいが、クラスIに次いで高度な清浄度が要求される区域	一般手術室	陽圧
III	準清潔区域	クラスIIよりもやや清浄度を下げてもよいが、一般区域よりも高度な清浄度が要求される区域	手術手洗いコーナー NICU・ICU・CCU 未熟児室 分娩室	陽圧
IV	一般清潔区域	原則として開創状態でない患者さんが在室する一般的な区域	手術部周辺区域（回復室） 材料部 一般病室 新生児室 内視鏡室（消化器）	等圧 (新生児室のみ陽圧)
V	汚染管理区域	有害物質を吸ったり、感染性物質が発生する室で、室外への漏出防止のため、陰圧を維持する区域	RI管理区域諸室 細菌検査室・病理検査室 感染症用隔離病室 内視鏡室（気管支）	陰圧
VI	拡散防止区域	不快な臭気や粉塵などが発生する室で、室外への拡散を防止するため陰圧を維持する区域	汚物処理室 患者さん用トイレ 使用済リネン室	陰圧

（文献1より引用改変）

新人ナースあるあるメモ

何といっても、清潔と不潔！

間違えた！困った！ ついついいつものクセで、器械出しをしているのに、メガネを触ってしまった！どうしよう？

こうすればだいじょうぶ！ やってしまったことは仕方がないっ！ただ、それをあなたの良心で正直に外回りの先輩や術者に伝えよう!!「今、言えないから後で言おう…」なんて思ってしまっては、もっと大変なことになるよ。清潔・不潔の観念も必要だけど、なんといっても正直であることが大切！緊張していると、「おっと！清潔な器械を不潔にしてしまった」ということはありがち。手術室では、滅菌器材から高先進医療機器、小さなものから大きなものまで、多種多様なものがたくさん。清潔不潔の区分をしっかり行おう。

［安藤寛美］

3 | こんな治療をします

- 手術室では、多くの診療科がさまざまな手術を行っており、私たち看護師は、患者さんや家族が自分で手術療法を選択し、安全で安楽に治療を受け、円滑に健康への回復が図れるよう援助しています。
- どんな手術があるかいくつか紹介します。

炎症性腸疾患外科（IBD外科）

- 原因不明の難治性疾患で、厚生労働省の特定疾患（いわゆる難病）指定を受けているおもに潰瘍性大腸炎（UC）とクローン病（CD）の治療を行います。
- 潰瘍性大腸炎に対して、直腸粘膜を含め病的粘膜をすべて切除し、肛門括約筋機能を温存し、便の貯留能を保つための回腸嚢（J型ポーチ）を造り、これと肛門とを直接吻合する大腸全摘・J型回腸嚢肛門吻合術を基本として行います。
- 病態やリスク、患者さんの思いなども考慮し、腹腔鏡下か開腹下なのかなども含め、術式が決定されます。

▼ 潰瘍性大腸炎の手術

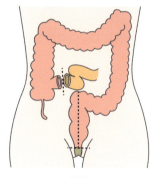

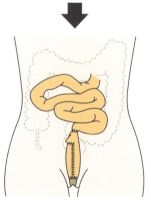

ケアのポイント 炎症性腸疾患外科の患者さん

- ✓ 消化管吻合が行われ、腸内容物などが曝露されるため、器械を区別（清潔操作と不潔操作）して考えられるようにしよう
- ✓ 術野をよく見て！先読みした器械出しが要求される

産婦人科

- 手術室において「おめでとうございます」と唯一言うことができるのが、帝王切開術でしょう（時には悲しい現実として、言えないこともあります…）。お母さんとお腹の中の赤ちゃんと両者の命を守り、助けなければなりません。
- 帝王切開術のなかでも、帝王切開術決定から胎児娩出までを15分で行わなければならない（グレードA）超緊急帝王切開術は、緊迫した状況のなかで、麻酔科医、産婦人科医、新生児科医や助産師などと協力して、お母さんと赤ちゃんを守らなければなりません。赤ちゃんの元気な第一声を聞いたら、きっと感動しますよ。

▼ 帝王切開術後

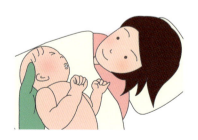

> **ケアのポイント** 産婦人科の患者さん
> - 多胎の場合もある。準備するときにはいかに情報収集でき、その情報をかかわるスタッフで共有するかが大切！
> - どんなにバタバタしていても、意識のあるお母さんには「おめでとうございます！」と声をかけよう
> - 赤ちゃんが無事に生まれたからといって、ホッとしている暇はない！ 出血量カウントやガーゼ・器械カウントを落ちついて行おう

心臓血管外科

- これまでの開胸開心術が主であった時代から、高リスクな患者さんに低侵襲手術となるカテーテル治療のステントグラフト治療やTAVI（経カテーテル的大動脈弁留置術）など、選択肢が増えています。このような治療を行うために、ハイブリッド手術室といわれるカテーテル検査室の機能も兼ね備えた設備が必要となります。
- 心臓血管外科医、循環器内科医、麻酔科医、診療放射線技師、臨床工学技士、手術室看護師などがハートチームとして連携しながら、患者さんの治療にかかわります。

脳神経外科

- ハイブリッド手術室では、脳神経外科の血管内治療も行います。
- 脳梗塞を発症した患者さんは、搬送後の対応が早ければ早いほど、後遺症などが少なくなるため、受け入れ準備を進めながら、患者さんの情報収集を行いましょう。一刻でも早く治療できるような対応が必要です。

▼ ハイブリッド手術室

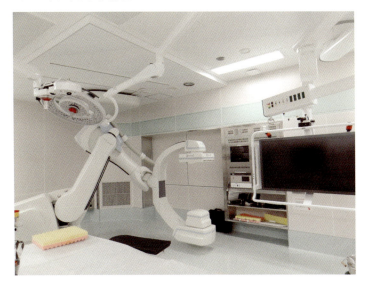

[安藤寛美]

2章 手術看護の流れをみてみよう

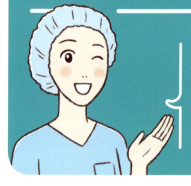

手術看室護師ってどんなことをしているの？と、疑問に感じているみなさん、難しく考えることはありません！患者さんが安全に手術を受け、健康へ回復することをサポートしています。そのなかで「器械出し」「外回り」という手術室看護師の役割と、手術看護の流れを紹介します。

1｜手術看護の流れと看護師の役割

手術前日〜手術当日

器械出し看護師
- 手術の術式に応じた滅菌器械、医療機器のデバイス、借用器械やインプラントの確認

・麻酔導入の方法、挿管方法
・気道管理確保困難の有無
・アレルギーなどの有無
・禁忌事項の有無

外回り看護師
【術前訪問】
- 患者情報を基に看護計画立案を行い、器械出し看護師と情報を共有
- 可能であれば、麻酔科医と情報交換、共有
- 入室直後に静脈カテーテルの留置を行うため、アルコールを含めた消毒薬などの過敏症やアレルギーの確認

手術当日

- 手術器械の展開
- 手術薬品の準備

透析用内シャントや麻痺側、乳房手術後（リンパ郭清）であれば禁忌

【患者受け入れの準備】
- モニター類、医療機器、患者さんに合わせた体位物品の準備、環境調整（室温、プレウォーミングなど）

患者入室
患者氏名、ネームバンドID、手術部位（左右）の確認

術前指示、バイタルサイン、準備薬剤、輸血、術前ボディチェックなど

【モニター装着、カテーテルなどの留置の介助】
- 血圧計マンシェットを装着する場合は、必ず計測可能であるか確認

【申し送り】
- 必要な書類がそろっているか確認

麻酔導入前
手術安全チェックリスト（サインイン）

麻酔導入
手術部位により硬膜外カテーテル留置

- 術者にデバイスや必要物品を確認
- 気管挿管介助

手術準備
膀胱内カテーテル留置、体温測定（術式に応じて測定部位やプローブを選択）、深部静脈血栓症予防、足背動脈・後脛骨動脈の触知確認、ルート類の介助、体位固定など

- 必要な滅菌器械、デバイスを展開
- 手術時手洗い、ガウンテクニック
- 手術前の器械、ガーゼ、針カウント

- 必要な滅菌器械、デバイスを確認
- 室内環境の設定（室温調整）

手術開始前 タイムアウト

まずは手術看護の流れをつかもう。

2章 手術看護の流れをみてみよう

	器械出し看護師	外回り看護師

手術開始

手術当日
- 器械出し看護師
  - ●手術の進行に沿った介助
  - ●清潔操作の遵守
  - ●**摘出標本**の確実な確認
  - ●清潔器械、デバイスの管理

  - 標本・検体名、迅速病理診断の提出または永久標本として保存するか（保存時は固定方法を確認）確認

- 外回り看護師
  - ●体温管理
  - ●ルート類の観察、体位固定の確認
  - ●褥瘡、皮膚・神経障害の予防
  - ●摘出標本の取り扱い（ラベル確認）
  - ●医療機器の操作、調整確認
  - ●出血量カウント
  - ●必要に応じて輸血を準備
  - ●清潔物品の提供

手術終了前 タイムアウト
器械・ガーゼ・針のカウント、実施した術式の最終確認

手術終了
- 術者が、体内に異物が残存していないことを確認
- ●術式に応じて**X線撮影**

麻酔覚醒
- ●**抜管介助**
- 抜管時に患者さんの体動が激しい場合がある。四肢の落下や転落防止のため、必ず手術台の両サイドに医師または看護師がいることが望ましい。人員確保が困難な場合は、必ず抑制帯を用いて固定する

手術室 退室前
手術安全チェックリスト（サインアウト）

【申し送り】
●外科医、麻酔科医、看護師は、術後回復と管理に関する問題・注意点を確認し共有

退室後
- ●器械の洗浄、滅菌のため洗浄室へ
- ●ガーゼ・針の破棄

術後1日目

【術後訪問】
●患者さんの術後合併症の有無（創部痛・感染・悪心・嘔吐など）、手術創以外の疼痛の有無、皮膚の状態などを確認

- ・患者さんの術式や術後の状態によって訪問時期を考慮する
- ・術後訪問で得た患者情報は、手術看護の評価となるため、チームメンバーで共有しフィードバックすることで、手術看護の質の向上につながる

器械出し看護師と外回り看護師がお互いに声をかけ合って、それぞれの業務をしています。

2｜術前訪問の目的とチェックポイント

- 術前訪問を実施する際は、事前に患者情報を電子カルテなどで十分に収集し把握してから、患者さんのもとへ訪床します。
- あらかじめ情報を把握しておくことで、患者さんから情報収集する内容を整理し、限られた時間のなかで患者さんからの情報収集を有効に行うことができます。

▼ 術前訪問の目的

- 患者さんが安心して安全に安楽に手術を受けられるように援助する
- 患者さんとの対話を通じて、手術の受け止め方や心理状態を把握する
- 患者さんの情報を収集することで、各個人における看護上の問題点を抽出し、看護計画を立案する
- 介入を必要とする問題があれば、病棟看護師・主治医・麻酔科医に情報提供し解決策を話し合う

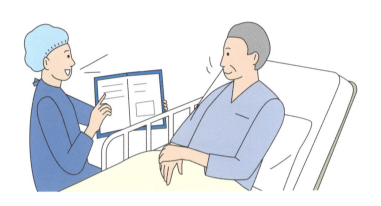

🖊 新人ナースあるあるメモ

術前訪問が予定どおりにできない

間違えた！困った！ 術前訪問に行ったら、患者さんがちょっとつらそうな様子をしている。どうしよう？

こうすればだいじょうぶ！ 患者さんが検査や処置などによって疲労状態であれば、術前訪問を自己紹介とあいさつのみなど内容を変更しよう。予定どおりに実施することよりも、患者さんの体調・利益を考えることが大切。術前訪問を中止する場合もある。

> **ケアのポイント** 術前訪問
> - ✓ こちら側の一方的な質問で終わらせないように、患者さんの声を聴こう
> - ✓ 手術や治療についての混乱を招くような安易な返答は避け、病棟看護師や医師へ報告しよう
>   → 不明点は医師に確認しよう

▼ 電子カルテ（手術申し込み、術前麻酔科診察）からの情報収集

- 病名、術式、手術部位（左右）、手術体位、手術時間
  → 手術部位により手術準備（部屋セッティング、モニター類の位置、手術台）が異なる
  → 手術体位によっては患者さんに可動域を確認
- 麻酔方法、麻酔リスク
  → 全身麻酔、脊髄くも膜下麻酔、局所麻酔など
  → 麻酔導入の種類（急速導入・緩徐導入・迅速導入）
  → ASA-PS分類（米国麻酔科学会の全身状態分類）で示されている麻酔リスク
- 必要物品（器械、機器など）
- 身長、体重、BMI
- アレルギーの有無
- 既往歴（手術歴）
  → 麻痺の有無、透析用内シャントの有無、乳房切除などの手術歴などを確認
  → ある場合には、左右の確認
- 感染症
- 内服薬の有無
  → 中止薬がある場合にはいつから休薬されているか
- インフォームドコンセントの内容
  → 医師からの手術に関するインフォームドコンセント後の反応など
- 血液検査・術前検査（呼吸機能検査・心電図・心エコー検査など）
  → 血液検査：Hb・Plt・APTT・PT、AST・ALT・BUN・Cr・eGFR・BS・HbA1C・CK など
  → 必要な検査項目がそろっているか、異常値に対する治療などができているか

▼ 患者さんからの情報収集

> 電子カルテから得た情報を基に患者さんと面談し、情報の間違い、体調や感情の変化などを直接確認しよう

身体的側面

- 既往歴（手術歴）
  → 前回の手術時に気になったこと（医療者の会話、寒い・暑いなどの環境など）
  → 麻痺の有無（左右どちらか、筋力の程度など）、透析用内シャントの有無（左右どちらか、血圧測定部位）、乳房切除などの手術歴（リンパ節郭清の有無）など

- 内服薬
  → 中止薬がきちんと休薬されているか

- アレルギーの有無と種類
  → 手術・麻酔で使用する薬剤に関するアレルギー（タマゴ、大豆、くだもの、消毒薬、ヨード剤など）、ラテックスや金属アレルギーなどの有無、アルコールに対する過敏症の有無

- 関節可動域
  → 手術体位が保持でき、安全・安楽が確保できるか
  → 手術体位が保持できない場合は、術者に相談し体位の検討

- 喫煙歴（喫煙期間と喫煙本数、術前の禁煙状況など）
  → 喫煙歴のある患者さんでは、非禁煙者と比較すると呼吸器合併症のリスクが上がる。術前4週間以上の禁煙が望まれる

- 口腔の状況
  → 動揺歯、義歯、欠損などの歯牙の状態（気管挿管などの気道確保による口腔内損傷があるため）
  → 義歯がある患者さんは、なるべく術前に除去してもらうようにする

- 気道確保困難
  → 開口障害の有無、マランパチ分類、上気道狭窄に関する病変の確認、頸部可動性の確認、頸部前後屈の状態など、気道確保困難やマスク換気困難などのリスクを把握

- 皮膚の状態
  → テープかぶれや褥瘡の有無、皮膚が乾燥や脆弱な患者さんなど、皮膚の状態を観察・確認し、患者さんに合ったテープや皮膚保護材を準備

精神的側面

- 手術・麻酔に関する不安
  → インフォームドコンセント内容、手術・麻酔に対する不明点などを傾聴し、必要に応じて説明を行う。麻酔科医、主治医から説明を受けられるように、病棟看護師と共に調整を行う

- 患者さんの希望への配慮
  → 室温調整、BGM、着衣などの患者さんの希望を確認し、環境づくりを行う

3 | 器械出し看護と外回り看護

器械出し看護はどんなことをするの？

- 器械出し看護師は、術前より必要な器械や材料を確認し効率よく術者に手渡し、清潔操作を遵守しながら手術の流れを把握し、進行を妨げないように介助します。

患者さんを守るために、感染予防策や医療事故対策を知る！

- 感染予防のために、個人用防護具（マスク、ゴーグル、ガウン、手袋、キャップなど）を正しく着用することや、手術に必要な器械、物品の滅菌方法の知識も必要となります。
- 滅菌物が確実に滅菌されているのか確認するために、インジケータの見方や滅菌の種類を把握することも大事です。
- 器械出し看護師がガウンテクニック、手術時手洗い、滅菌手袋の装着などの手技を確実に行わなければ、患者さんの感染につながります。
- 術野は清潔操作を必要とするために、手術創や部位によって術野の整理が必要にもなり、これらの知識によって、患者さんが感染をおこさないように努めます。
- 術野では、鋭利な針や器械を取り扱うため細心の注意が必要であり、患者さんだけではなく医療者の安全も含めて守ることが必要です。

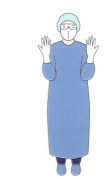

術野を見て、術者の声を聴いて、状況を把握…そして、先を読む！

- 術式に沿って術野の進行状況を把握し、術者の様子を観察し会話を聴くことで、次に必要な器械や物品を常に考えながら準備していきます。
- 術野の状況や会話から、手術の進行状況や必要な器械のヒントが得られるので、先を読むことができます。そのため、とくに術者の言動は聞き逃さないようします。
- 常に術野に目を向けて耳で聴くことなど、五感を使って状況を把握し、一歩先を考えることで先読みのスキルが身につき、磨かれます。

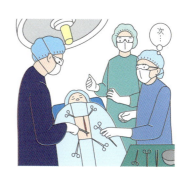

スムーズな器械出し看護は、手術時間の短縮につながり、手術侵襲を軽減できる！

- 術野で使用する器械や物品の管理は、器械出し看護師にとって重要な仕事です。なぜなら、その器械や物品がないことによって、手術が中断し手術時間や麻酔時間の延長につながるからです。その結果、患者さんへの侵襲が高まります！
- 術野で使用している物品が不潔にならないように管理し、手術の進行に沿った適切な器械を提供し、スムーズに手術が運ぶように努めます。

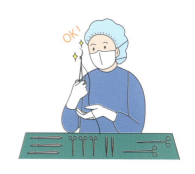

外回り看護はどんなことをするの？

- 外回り看護師の業務は多く、その範囲も多岐にわたり、手術を効率よく進行するために、外回り看護師の果たす役割は患者さんの安全・安楽を守るだけでなく、他職種とのマネジメントも必要になります。そのため、外回り看護師は器械出し看護師以上にその力量やセンスが求められます。

術前訪問
- 患者さんとご家族の不安などを傾聴し、表出してもらうことで精神的側面のサポートを行います。
- 安全でスムーズな手術のために患者さんの全体像をとらえ、身体的側面のサポートにもつなげます。

アセスメントと看護計画
- 患者情報を麻酔科医、主治医と共有し、共同問題として合併症予防やリスク回避に努めます。
- 患者さんの代弁者として看護の視点からアセスメントし、患者さんに合わせた手術介助を行います。

チームの調整
- 手術チーム（術者、麻酔科医、臨床工学技士、診療放射線技師など）の、それぞれの役割の遂行やワーキングスペースの確保の調整を行います。

環境整備
- 室温調節だけではなく、モニター配置やケーブル・ライン類の整理を行い、事故抜去や機器の誤操作、故障の予防に努めます。

ブリーフィング
- 執刀前に術者や麻酔科医と情報を共有し、手術チーム全員が統一した認識で手術に臨む時間のことを、ブリーフィングといいます。外回り看護師が進行役となることが多いです。

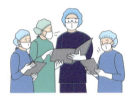

カテーテル類の介助と管理
- 病棟と異なり、特殊体位や長時間手術に必要なカテーテル類の留置がされます。常に観察ができるように確実に固定を行います。

体位固定
- 術者は手術が行いやすい体位、麻酔科医は呼吸や循環への影響が最小限になる体位、看護師は皮膚神経障害を予防できる体位をめざします。
- 手術チームの意見を考慮し調整を行い、患者さんの安全・安楽が確保できる体位固定を行います。

出血量測定
- 定期的な出血量の測定、報告だけではなく、手術進行やバイタルサインを観察し把握したうえで、適切なタイミングで測定、報告を行います。麻酔科医が出血に対して、早期に対処できるように努めます。

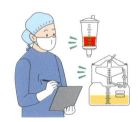

体温管理
- プレウォーミングにより低体温を予防します。術式や手術体位によって、使用する物品を考慮し効果的な加温を行います。体温管理は、循環、呼吸、疼痛の閾値にも影響します。

術後訪問
- 術後合併症を評価し、患者さんの思いを傾聴し、回復過程にかかわれるように努めます。

［北岡　令］

3章 絶対おさえておきたい器械出し看護のこれだけ！ポイント

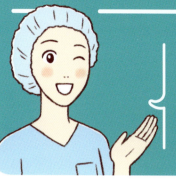

はじめての器械出し、緊張しますよね。
できるかぎりの準備をして当日に備えましょう。第3章では器械出し看護に必要な基本的なことを見てみましょう。手術器械の取り扱いと縫合糸の用途、渡し方、手術部位感染、感染予防対策について、お話します。

1 ｜ 基本器械と縫合糸の種類、用途、渡し方

- 手術に用いる器械は、①切るもの、②つかむもの、③縫うもの、④引っ張る（牽引、開創）ものに分かれます。
- 縫合糸にも、吸収されるもの、吸収されないもの、合成素材、天然素材、編み糸（ブレイド）、モノフィラメントと種類があります。ひとつずつ特徴、使い方と渡し方を覚えていきましょう。

基本器械の種類、用途、渡し方

切るもの
メス

- 形状や大きさにより各社共通の番号がついています。

▼ 尖刃刀（スピッツメス）、No.11

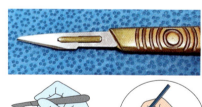

- 先端が尖った刃で、小さな皮膚切開を加えるときに使用する
- 組織に突き刺して穴をあけたり、わずかな切開など細かい動きが要求されるため、ペンホルダー式（ペンフォールド式）とよばれる鉛筆のような持ち方をする
- 直線の刃のため、曲線状の切開は行いにくい

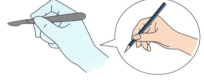

▼ 円刃刀：No.10、No.22、No15

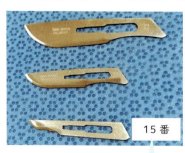

15番

- 先端が丸みを帯びた刃で、直線・曲線状のどちらにも切開しやすく、大きな皮膚切開を加えるときに使用する
- 術中、腹膜などの膜切開にも使用する
- 基本的にはバイオリンの弓を持つように持つ

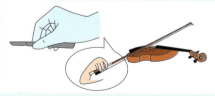

- 先端が丸みを帯びている小さなメスで、これは尖刃刀同様にペンホルダー式で持つ
- なめらかなカーブを描いた小さな皮膚切開を行うことができる

手術に用いる器械や糸、針はたくさんあって、診療科によっても異なるから、覚えるのが大変だよね。

▼ メスの渡し方

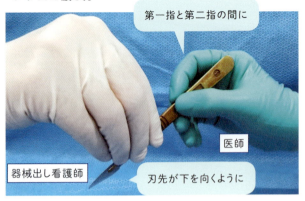

- 刃は器械出し看護師の手の真下に入れ、刃先が下を向くように持つ
- 医師の第一指と第二指の間にメス柄を入れるのが基本
- メスの受け渡しは声かけが大切。「メス渡します」としっかり声をかけよう！

剪刀（ハサミ）

- 剪刀は診療科や術者の好みが分かれやすい器械ですが、基本的なクーパー、メイヨー、メッツェンバウムをまず覚えましょう。

▼ クーパー

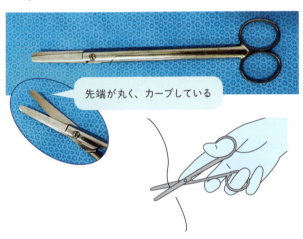

- 最も一般的で使用頻度の高い剪刀
- 組織・縫合糸の切離に使用する
- 原則的にクーパーで切るのは糸だが、結紮した組織でも大雑把に切れば済むものはクーパーで切ることもある
- 深い場所など狭い空間の術野を確保するためには、繊細に術野を展開できることから、組織を圧排して術野を確保するのに使用することもある

▼ メイヨー剪刀

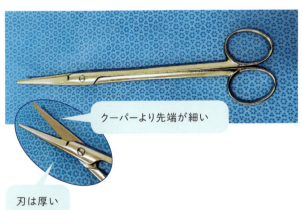

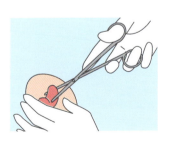

- 厚い組織を切るだけでなく、剥離もできる汎用性の高い剪刀

▼ メッツェンバウム剪刀

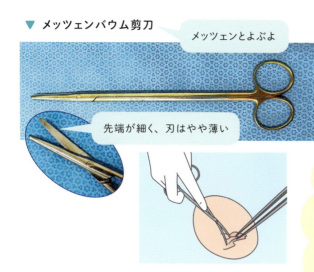

メッツェンとよぶよ

先端が細く、刃はやや薄い

・クーパーがおもに糸を切るのに対して、メッツェンは微細な組織の切離、剥離に使用する
・糸で縛った血管やケリーなどの鉗子で把持した組織を切る

なんで？どうして？

"組織の切離・剥離に使う"メッツェンで、糸を切ることがあるのはどうして？

通常はメッツェンでは糸を切りませんが、手術の流れのなかで、一連の動作で組織を切った直後に糸を切る場合は、メッツェンでそのまま切ることにより手術の流れを円滑に保つ場合もあります。

▼ 剪刀の渡し方

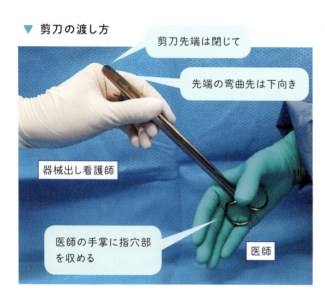

剪刀先端は閉じて

先端の弯曲先は下向き

器械出し看護師

医師の手掌に指穴部を収める

医師

・剪刀先端を閉じた状態で、医師の手掌に指穴部が収まるように渡す
・先端の弯曲先が下を向くように渡す

わからないときや、不安なときは心強い先輩に頼ってね。

つかむもの

鑷子

- 鑷子は、組織を把持固定するために用います。
- 鑷子は、先端の形状で無鉤鑷子と有鉤鑷子に分けられます。

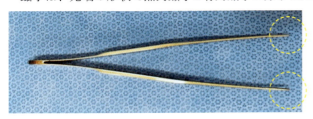

▼ 無鉤鑷子

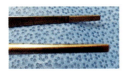

- 臓器や血管、細い管状構造物を把持するときに用いる
- 損傷を受けやすい臓器に用いる

▼ 有鉤鑷子

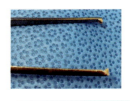

- 皮膚、筋膜、軟骨、骨のように硬くて滑りやすい組織の把持に適している

▼ 鑷子の渡し方

①鑷子の先端を持つ渡し方

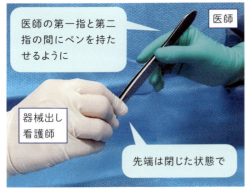

- 医師の第一指と第二指の間にペンを持たせるように
- 器械出し看護師
- 医師
- 先端は閉じた状態で

②鑷子の上端を持つ渡し方

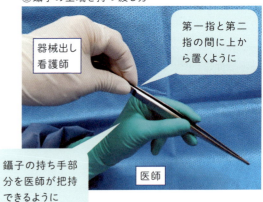

- 器械出し看護師
- 第一指と第二指の間に上から置くように
- 鑷子の持ち手部分を医師が把持できるように
- 医師

> 📝 **新人ナースあるあるメモ**
>
> **有鉤から無鉤にかわるタイミング**
>
> **間違えた！困った！** 開腹操作が終わり、腹腔内操作にかわった。医師から鑷子と言われ、あせって有鉤鉗子を渡してしまった。
>
> **こうすればだいじょうぶ！** 術野をしっかり見て、開腹操作が終わり、開創器がかかれば器械をかえよう。

鉗子

- 鉗子は、手術操作により、把持鉗子、止血鉗子、剥離鉗子に分けられます。
- 先端の形状により、有鉤鉗子、無鉤鉗子、弯曲鉗子、直鉗子に分けられます。
- 基本的なコッヘル、ペアンに加え、剥離鉗子として使用されるケリー、コード類をドレープに止める布鉗子などから覚えましょう。

▼ ケリー鉗子

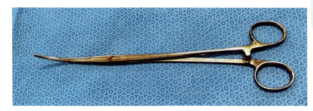
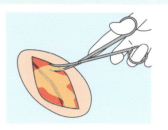

- 臓器や血管の剥離、結紮すべき組織の把持、結紮するための糸を通すのに使用する

▼ モスキート鉗子

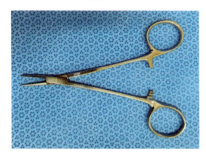
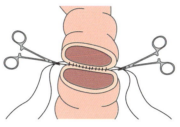

- 繊細な組織の把持に使用する
- 鉗子自体が小さいため、術野にていくつもの糸を別々に把持しなくてはいけない場合に糸の把持に用いられる

▼ 腸鉗子

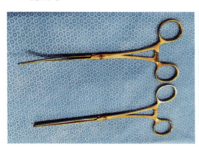
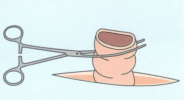

- 吻合の際に腸の内容が漏れ出ないように、腸を挟む鉗子
- 大人用と小児用とがある（画像は小児用）
- 組織を挫滅しない程度の把持力で、先端も腸管に傷をつけないように愛護的になっている

▼ 布鉗子

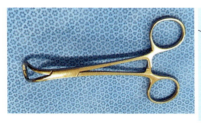
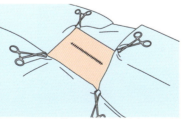

- ドレープをとめるために使う
- 電気メスや超音波凝固切開装置、吸引などが落ちないように止めるためにも頻用する

はじめはわからなくて当然！でも、術野から目を離さず、医師の会話をしっかり聞いてみてね。

▼ 鉗子の渡し方

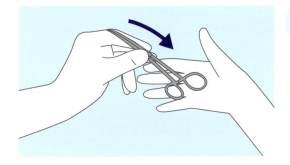

・剪刀と同様に、鉗子の弯曲が下を向くように渡す

縫うもの
持針器

▼ マチュー型持針器

大きめの針で、硬い組織の縫合に用いる

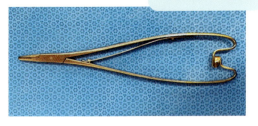

▼ ローゼル型持針器

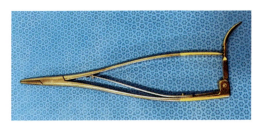

▼ ヘガール型持針器

基本的には、丸針で細かい部分の縫合に用いる

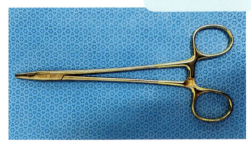

▼ 持針器の渡し方

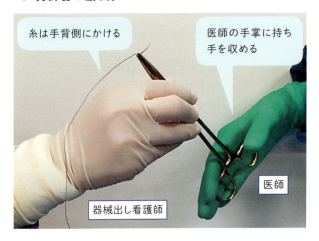

糸は手背側にかける

医師の手掌に持ち手を収める

器械出し看護師

医師

・糸は医師の手に絡まないように手背側にかけておく（持針器を把持していない手で糸の端を持ってもよい）
・持針器の持ち手よりも先端側を持ち、医師の手掌に持ち手が収まるように渡す

引っ張るもの

- 術野の保護や維持に用いる器械は、筋鉤、ヘラ、開創器があります。
- 深さや部位によって大きさや形を選択する必要があります。

鉤・ヘラ類

▼ 筋鉤

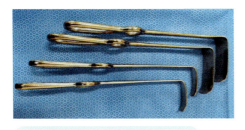

深さや幅は術野に合わせて変えよう

▼ 筋鉤の渡し方

筋鉤の鉤側を下向きに持ち、医師（おもに助手）が手掌で把持できるように渡そう

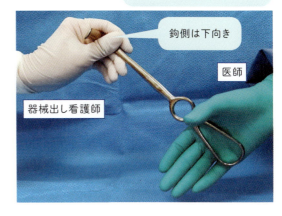

鉤側は下向き

器械出し看護師　医師

▼ 腹壁鉤

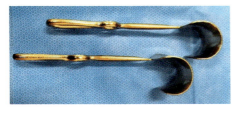

▼ ヘラ

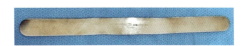

自在鉤とも呼ばれる
曲げたいところで曲げられる

開創器

▼ 開腹鉤

外れるので注意！

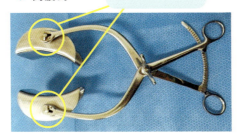

ネジが外れやすいので術前後での確認を！

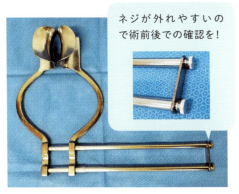

▼ 開創器

小切開で用いる

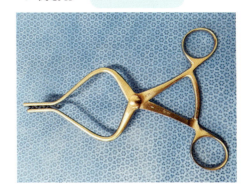

3章　絶対おさえておきたい器械出し看護のこれだけ！ポイント

毎日の振り返りをしよう。

糸・針の種類と渡し方

糸

▼ 縫合糸の分類

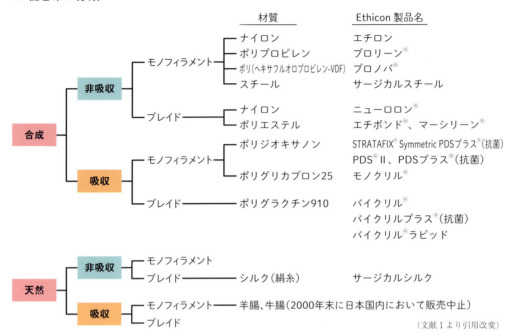

(文献1より引用改変)

▼ 縫合糸の素材のちがい

合成素材	・生理学的に異物として認識されず、組織反応は小さい ・張力が強く、均一
天然素材	・異種たんぱく質であるため異物反応・組織反応が大きく感染源にもなりやすい ・張力やサイズにばらつきがある ・日本で現存するのは絹糸（シルク）のみ

▼ 縫合糸の生体内変化のちがい

非吸収性	・体内で分解・吸収されない縫合糸 ・長期間にわたる組織保持力を必要とする部位に適用される（皮膚、骨、靱帯、腱、血管、神経、心臓など） ・プロリーン®は心臓血管吻合、ナイロンは表皮・皮下縫合、エチボンド®は心臓、弁縫着、腱縫合などに使用される
吸収性	・一定期間抗張力を保持し最終的には分解・吸収される縫合糸 ・消化管、皮下組織、筋膜、胆道系・尿路系などで適用となる ・組織の治癒期間に合わせてそれぞれ縫合糸を選択する

▼ **縫合糸の構造のちがい**

	メリット	デメリット
モノフィラメント 単一のフィラメントからなる単糸	・表面が平滑であり組織通過時の組織損傷が少ない ・細菌がつきにくい	・鉗子などでつまむとダメージを受け切れやすい（メカニカルダメージを受けやすい） ・剛性が高く糸がさばきにくい ・結び目が大きくなる
ブレイド 複数のフィラメントを編み上げた糸	・糸がしなやかで結びやすい ・結紮した際に摩擦係数が大きく確実な結紮になる	・モノフィラメントと比較して組織通過性が悪い ・糸の繊維のすきまに細菌が付着しやすい ・毛細管現象で細菌が伝播しやすく感染巣となりやすい

▼ **吸収性合成縫合糸のサイズ**

吸収性合成縫合糸				
USPサイズ	メトリックサイズ（Gauge No.）	直径（mm）		平均結節抗張力（kg）
		最小	最大	
12 − 0	0.01	0.001	0.009	―
11 − 0	0.1	0.010	0.019	―
10 − 0	0.2	0.020	0.029	0.025
9 − 0	0.3	0.030	0.039	0.050
8 − 0	0.4	0.040	0.049	0.07
7 − 0	0.5	0.050	0.069	0.14
6 − 0	0.7	0.070	0.099	0.25
5 − 0	1	0.10	0.149	0.68
4 − 0	1.5	0.15	0.199	0.95
3 − 0	2	0.20	0.249	1.77
2 − 0	3	0.30	0.339	2.68
0	3.5	0.35	0.399	3.90
1	4	0.40	0.499	5.08
2	5	0.50	0.599	6.35
3・4	6	0.60	0.699	7.29
5	7	0.70	0.799	―

（文献1より引用）

USP（アメリカ薬局方）規格が一般的に用いられており、糸の直径と最小限保有すべき結節抗張力を有することが決められている。

抗張力：強い力、とくに引っ張るときに耐えられる能力。糸の抗張力が強ければ、組織をしっかりと把持することができる。

縫合糸のパッケージの読み方

●外箱

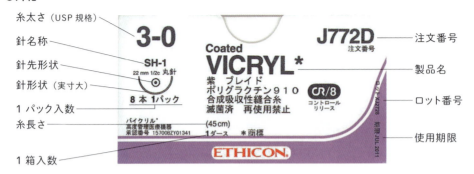

- 糸太さ（USP規格）
- 針名称
- 針先形状
- 針形状（実寸大）
- 1パック入数
- 糸長さ
- 1箱入数
- 注文番号
- 製品名
- ロット番号
- 使用期限

●パック

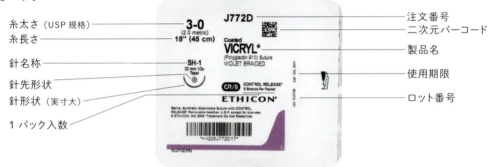

- 糸太さ（USP規格）
- 糸長さ
- 針名称
- 針先形状
- 針形状（実寸大）
- 1パック入数
- 注文番号
- 二次元バーコード
- 製品名
- 使用期限
- ロット番号

（画像提供：株式会社ジョンソン・エンド・ジョンソン）

針

▼ 針の弯曲の種類

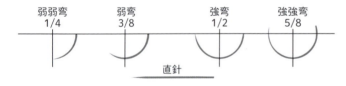

弱弱弯 1/4　弱弯 3/8　強弯 1/2　強強弯 5/8

直針

▼ 針先の種類

丸針

おもに腹膜・腸・心臓など、やわらかく刺しやすい組織に使う

テーパーカット針

かたい組織に適する

エチコンが開発したユニークな縫合針で、丸針の先に鋭利な三角形の刃が付いている

逆三角針 — 内側は三角形の底辺

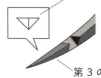

かたく、刺しにくい組織に適する

第3の刃が弯曲の外側に付いている

プレシジョンポイント、プライム

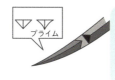

鋭利で表皮に適しているデリケートな形成手術、美容形成手術に使われる

角針

両外側に向かって2つの刃、弯曲の内側に向かって第3の刃が付いている
針の中心寄りからボディは楕円形となる

エチガード針

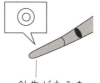

針先が丸みを帯びている

肝臓、腎臓などやわらかい組織に使われる 医療従事者の針刺し事故によるリスク軽減に有効

（文献1を参考に作成）

▼ 針の把持の仕方

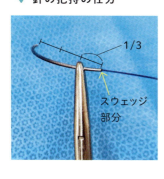

- 持針器は針のサイズに合ったもの、針をつかむ先端部分がしっかりしたものを選ぶ
- 針先とスウェッジ部分（糸固定部分）の損傷を避けるために、スウェッジ部分から針先までの距離1/3から1/2のところを把持する
- スウェッジ部分およびその近くは把持しないようにする
- 針は持針器の先端でしっかりと把持する

▼ 結紮糸の渡し方

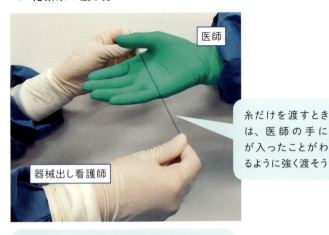

糸だけを渡すときには、医師の手に糸が入ったことがわかるように強く渡そう

手掌を上向きに受け取る医師には、医師の手掌に上から渡す

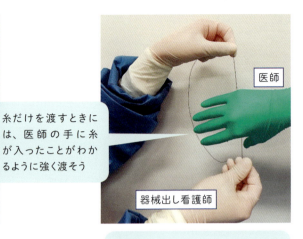

手掌を下向きに受け取る医師には、手掌の下から渡す

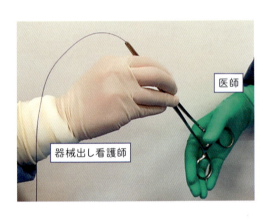

結紮部位が深いときや、手術創が狭く手が入らないときなどは、鉗子の先に糸を把持して渡そう

ケアのポイント　器械出し

- ✓ しっかり術野を見る
- ✓ 医師の声を聴く
- ✓ 術式の予習・復習を！
- ✓ 外回り看護師、外科医とコミュニケーションをとる

［河野幸一］

2 | 手術部位感染

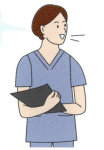
術後にSSIはおこしたくないよね!

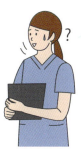
そうですね!
(…SSIってなんだったっけ? なんだかあたりまえすぎて、聞けない…)

手術部位感染（SSI）ってなに?

- 術後感染症は、**術野感染**と**術野外感染**（遠隔部位感染）に分けられます。
- SSIは、術野感染と同じ意味で、手術中の細菌汚染をおもな原因としておこり、手術創の感染とともに、腹腔内膿瘍など手術対象部位・臓器の感染も含まれます。

> 術野感染 → 手術操作を加えた部位におこる
> 術野外感染 → 血流感染など

▼ SSIの分類

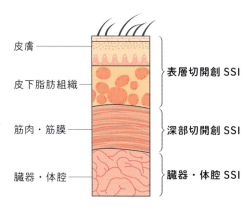

- 米国CDC（米国疾病管理予防センター）のシステムでは、SSIは手術後30日以内に手術操作の直接及ぶ部位に発生する感染と定義される
- SSIの判定基準は深さによって3つに分けられる

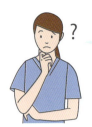

SSIの意味はわかった！
…で、その原因ってなにがあるんだろう？
SSIを防ぐために自分ができることはあるのかな？

SSIの因子にはなにがある？

- **清潔手術**ではSSI発生率は低く、消化管を操作する手術や術前から術野に汚染が存在する手術などではSSI発生率は高くなります。
- 手術の種類に関連した手術部位感染のリスク因子以外にも、さまざまなリスク因子があり、おもに患者側の因子と手術側の因子があります。
- 手術時手洗い、低体温対策、予防的抗菌薬投与、血糖コントロールや消毒薬の適正使用、創管理など、さまざまな対策がSSI予防には必要となります。

術野に感染や炎症がなく皮膚の常在菌以外の病原体が存在しない

▼ 手術部位感染のおもな原因

患者因子
・年齢、性別　・喫煙　・肥満 ・糖尿病　・栄養状態　・特定菌の保菌 ・術前入院期間

手術因子
・術前の剃毛　・手術時手洗い　・手術時間 ・予防的抗菌薬　・手術手技　・手術室換気 ・異物、ドレーンの挿入　・器具の滅菌 ・低体温

ケアのポイント　SSI予防

✓「術前にできること」「術中にできること」「術後にできること」をふまえて行おう！→ p.33

🖊 新人ナースあるあるメモ

爪が長い

間違えた！困った！ うっかり爪を切るのを忘れていて、ちょっと長いけど、時間がないからこのままで…と手洗いをしようとしたら、「ダメ！すぐに切って！」と先輩から言われた。

こうすればだいじょうぶ！ 爪が長いと、手袋の破損につながり、感染をおこして、患者さんを危険にさらすことになりかねない。また、ネイルや指輪をしたままでは細菌がたまりやすく十分な手洗いができないので、身だしなみは整えてから手洗いを行う必要がある。手術時手洗い前にはかならず次の3つは忘れないで！
① 身だしなみを整える
② 長い爪は切る
③ ネイルや指輪は外す

だいじょうぶ！日々成長しているよ。

術前にできることは？

手術時手洗い
- 手術時手洗いとは、手術などの外科的侵襲手技前に行われる衛生水準の高い手洗いのことです。
- 目的は、常在菌を可能な限り減少させ、術中に手袋が破損しても術野が汚染される細菌数を最小限にすることです。
- 方法として、スクラブ法とラビング法があります。

なんで？どうして？
最近は"ラビング法"で手洗いするのはなぜ？
　現在では、ラビング法とスクラブ法を比較して、その消毒効果に差がないことや手術部位感染の発生率に差のないことが明らかにされています。ブラシによる皮膚のダメージはかえって手あれの原因となり、細菌増殖により手術部位感染の発生率を高める危険のあることが指摘されているため、スクラブ法よりラビング法が推奨されています。

▼ 手術時手洗いの方法

ラビング法
非抗菌性石鹸で洗浄
速乾性手指消毒薬で擦式消毒

スクラブ法
ブラシを使用して爪周囲の洗浄
抗菌性石鹸で洗浄
速乾性手指消毒薬で擦式消毒

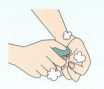

術中・術後にできることは？

低体温対策
- 低体温では、身体の中で**菌を殺す力が弱まり**、35℃以下の低体温でSSIがおこりやすくなります。
  - 体温維持のために末梢血管が収縮し、創局所の血流が減少し低酸素状態となった結果、好中球の酸化的殺菌能が低下する
- 全身麻酔によって術後早期に低体温となりますが、術中保温により正常体温に回復することで創感染予防効果が認められています。
- 術後早期の低体温予防のためには、**麻酔導入前30分間の手術室での保温**が必要とされています。
  - プレウォーミング

予防的抗菌薬投与
- 予防的抗菌薬は組織の無菌化を目標とするのではなく、術中汚染による細菌量を**宿主防御機構**でコントロールできるレベルに下げるために補助的に使用します。
  - 生体に危害を加えるものから防御するしくみ

▼ 適切な抗菌薬投与

抗菌薬の種類	術野を汚染する可能性のある高い菌を対象として選択
投与のタイミング	初回投与は手術開始前60分以内 抗菌薬血中半減期の2倍程度の時間（3～4時間ごと）を目途に追加投与
投与期間	手術日を含めて原則24時間以内

手指衛生は感染防止の要になっているよ。

スタンダードプリコーションってなに？

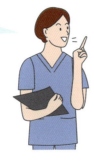
かならずスタンダードプリコーションを遵守してね！

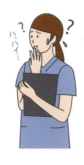
はい！
（…スタンダードプリコーションって、どんなことに気をつけるんだっけ）？

- スタンダードプリコーションとは、1996年にCDC（米国疾病管理予防センター）が発行した「病院における隔離予防策のためのガイドライン」により提唱された標準予防策のことです[2]。
- 「すべての血液、体液、分泌物、汗以外の分泌物、排泄物、損傷のある皮膚・粘膜は伝染性の感染性病原体を含む可能性がある」という原則に基づきます。
- 医療従事者は、かかわる患者さんすべての感染症を把握しているわけではなく、未知のウイルスに感染している可能性や**ウィンドウピリオド**である患者さんの可能性もあります。そのため、感染症病原体の存在が疑われるかどうかにかかわらず、すべての人に分け隔てなく行う必要があります。

> ウイルスに感染してから、検査で検出できるようになるまでの空白期間のこと
> この期間内では、たとえウイルスに感染していても検査ではわからない

▼ スタンダードプリコーションの10の具体策

- **手指衛生**
- 個人用防護具（PPE）の適切な使用
- 呼吸器衛生／咳エチケット
- 患者配置
- 安全な注射手技
- 患者さんに使用した医療器具の取り扱い
- 環境の維持管理
- リネン・器械類の適切な取り扱い
- 腰椎穿刺時の感染防止手技
- 労働者の安全

> **すべての医療行為の基本！**
> 感染源にならない・感染を広げないために、正しい手指衛生の実施が必要で、WHO（世界保健機関）では、5つのタイミングが推奨されている[3]

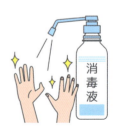

▼ 5つのタイミング

①患者に触れる前

②清潔/無菌操作の前

④患者に触れた後

③体液に曝露された可能性のある場合

⑤患者周辺の環境や物品に触れた後

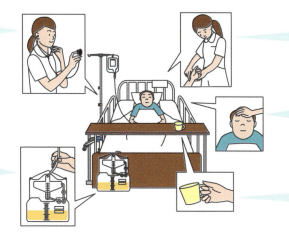

なんで？ どうして？

スタンダードプリコーションを行っていれば、だいじょうぶなの？

　「感染経路を遮断する」という考え方に基づく感染経路別予防策もあり、標準予防に加えて実施します。感染経路別予防策には、おもに飛沫予防策・空気予防策・接触予防策があります。
　飛沫予防策は、飛沫感染に対して行われ、感染が拡大しないように、サージカルマスクを着用します。
　空気予防策は、結核患者さんなどを対象とし、手術室内の換気を陽圧から陰圧に変えます。また、医療従事者は、N95マスクを着用します。
　接触予防策は、メチシリン耐性黄色ブドウ球菌（MRSA）や基質特異性拡張型βラクタマーゼ（ESBL）産生菌などの接触感染に対して行われ、手袋やエプロンを着用します。また、汚染の疑われる範囲を清掃する際にも、感染を拡大しないようにPPEを着用します。

［多島瑛梨］

4章 絶対おさえておきたい外回り看護のこれだけ！ポイント

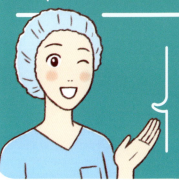

外回り看護師って、どんなことをしているんでしょう？
手術室では患者さんの安全を守るために、さまざまな対策を行っています。そのなかで、外回り看護師が重要な役割を果たしています。
本章では、外回り看護師の動きに沿って、説明していきます。

1｜患者誤認と手術部位間違いを防ごう

- 患者確認は、患者さんの取り違え、手術部位間違いをおこさず、安全な手術医療を提供するために必要な確認行為です。
- 患者さんの手術室入室時に、「患者さんの本人確認」と「手術部位確認」を、患者さん本人・術者・麻酔科医・病棟看護師・手術室看護師がそろって行います。

なんで？どうして？

手術部位間違いなんて本当におきるの？

日本医療機能評価機構の医療安全情報では、手術部位の左右の取り違えは、2009～2016年の間に38件の報告件数が掲載されています[1]。

▼ 入室時の確認の実際

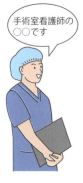

「手術室看護師の○○です」
「○○○○です」
「○年○月○日生まれの○○歳です」

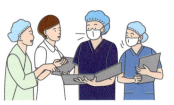

同性同名の患者さんも意外と多い。氏名だけではなく、生年月日や年齢など2つ以上のことを確認しよう

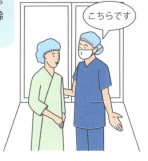

「こちらです」

①手術室に患者さんが入室してきたら、スタッフはまず自己紹介をしてから、患者さん本人にフルネームを言ってもらう

②手術部位や予定されている手術内容について、患者さん・医師・手術室看護師・病棟看護師で確認を行う

③患者確認・手術部位確認を行ってから、患者さんは入室となる

患者誤認防止

- **患者さん自身に確認が困難な場合**は、家族または同伴者の協力を得て確認します。　　＞乳幼児、意識障害、認知症、気管挿管中など
- 家族または同伴者がいない場合は、術者・麻酔科医・病棟看護師・手術室看護師と患者識別バンド（リストバンド）で確認を行います。
- 患者さんを特定するリストバンドには、患者さんの氏名だけでなく、性別・生年月日・年齢などの複数の患者情報を記載し、単一の情報とならないようにします。

▼ 誤認の原因とおこりうる場面

誤認の原因・おこりやすい場面	対策
患者誤認の原因 ①患者の氏名・発音の類似 ②記録の記入・転記ミス ③患者の思い込み・勘違い	・患者自身に名乗ってもらう ・患者識別バンドは患者家族など複数人で確認し、装着する ・書類に記載されている患者名も確認する
患者誤認がおこりうる場面 ①病棟から手術室への移送時の誤認 ②手術室受付での患者申し送り時の誤認 ③各手術室への移送時の誤認 ④手術担当者の交代時の誤認	・手術担当看護師が術前訪問を行い、患者と面識をもつ ・手術室入室時・麻酔導入時・執刀前・退室前に、患者・術者・麻酔科医・手術室看護師・病棟看護師で確認する ・ホワイトボードなどに患者の情報を記載し、情報共有を図る
手術部位誤認がおこりうる場面 ①執刀時 ②マーキング時 ③手術室受付での患者申し送り時の誤認 ④局所麻酔施行時	・術者が患者カルテを確認しながらマーキングを行う ・手術室入室時・麻酔導入前・執刀前・退室前に患者・術者・麻酔科医・手術室看護師・病棟看護師で確認する ・タイムアウトを行い、チーム全体で情報共有・確認を行う

（文献2より引用）

ケアのポイント　患者入室時

✓ 看護師が患者名を言って、誘導しない
✓ 患者さん本人に手術部位（左右がある場合は左右も）を言ってもらう

「○○さんですね」とは言わないで！
→看護師が名前を言ってしまうと、患者さんは手術直前という緊張感で、尋ねられたことが間違っていたとしても、自分のことと思い込んで返答してしまう可能性がある。さらに確認を怠ると、受け持ち患者さんに違いないという思い込みにより患者誤認につながってしまう

手術部位確認

- 手術部位確認は、術式や手術部位・左右が手術同意書と一致していることを患者さん本人に確認します。
- 手術室入室前に手術部位のマーキングをしている場合、**マーキング部位**を目視・指差しで確認します。
- **安全チェックリスト**を活用します。

> 左右のある手術部位は入室時・麻酔導入前・執刀前など、複数回確認しよう

> 術者・看護師・麻酔科医・患者さんとのコミュニケーションを円滑に行うことによって、手術の安全性の向上をめざし、患者さんの安全を守るツールとして使われる

▼ 手術安全チェックリスト3つの段階

> 3つの段階すべてで、患者さんと手術部位の間違いがないか確認しよう

① 麻酔導入前
麻酔科医と患者さんの気道確保困難リスクやアレルギーについて、麻酔器と薬剤の安全チェック、モニターの装着状況について確認する
手術部位のマーキングの確認もここで行う

② 導入後〜皮膚切開前
タイムアウトを行う
予防的抗菌薬投与や画像確認を行う

③ 閉創前〜患者退室前
閉創前には、術野にガーゼなどの医療材料がすべて除かれていることを確認する
術後は、レントゲン画像の確認を行う
標本などの確認を行い、術後の申し送り事項についてチームメンバーで検討する

▼ 手術安全チェックリストの一例

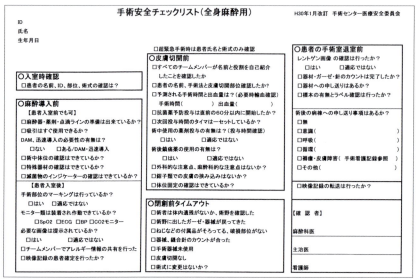

(兵庫医科大学病院)

患者さんとのコミュニケーションを大切に看護していこう。

タイムアウト

- 皮膚切開を行う前に、手術チームメンバー全員（術者や麻酔科医、看護師など）が、いったん作業をとめて、氏名や役割を自己紹介し、患者名、術式、手術部位を口頭で確認します。これにより、手術室の事故防止を図ります。
- 多くは外回り看護師がコーディネーターとなります[3]。

新人ナースあるあるメモ

意外とよくある同じ名前の患者さん

間違えた！困った！ はじめての一人での器械出し。整形外科の手術で緊張しながら準備していたけれど、インプラントの確認を忘れていた。あわてて部屋に準備したら、同じ手術を予定している同じ苗字の違う患者さんのインプラントを持ってきてしまった！

こうすればだいじょうぶ！ 患者さんの名前を確認するときは、落ち着いて必ずフルネームで声に出して確認することを心がけよう。

［黒木依子］

メ モ

2 | 安全・安楽な体位固定を行おう

なんのために体位固定をするの？

- 手術の視野を確保するために、術式に応じた体位固定を行います。

▼ 体位固定の目標

- 循環障害や換気障害をおこさない
- 過度の圧迫や伸展・牽引による神経障害を残さない
- 圧迫による発赤・褥瘡、金属への接触による火傷などの皮膚障害をおこさない
- 術者にとって良好な術野を確保でき、麻酔科医が適切に患者さんを管理できる
- 看護師が手術中に可能な範囲で看護ケアが行える

術前のアセスメントが大切

- 皮膚・神経障害や呼吸・循環の抑制による合併症などを発生させないよう、まずは術前から患者さんの個別性をふまえたアセスメントを行う必要があります。
- 術前情報として、手術体位・手術時間、身長・体重・BMI、栄養状態を表す血液データ（ALB・TP・Hb）の情報、ステロイド治療・放射線治療・化学療法の実施の有無、可動域制限・関節拘縮の有無など、患者情報からアセスメントを行いましょう。

  > 身長・体重のバランス、「肥満」や「やせ」などの目安となる

- 固定方法だけではなく、必要なケアや観察のポイントを理解したうえで、術者と連携し手術に合わせて適切な体位固定を行います。

▼ 褥瘡発生リスク要因

患者要因	手術要因
・褥瘡の既往歴 ・関節拘縮による可動域制限 ・麻痺 ・るい痩、骨突出 ・皮膚異常（乾燥、浮腫、アレルギー） ・糖尿病などの合併症	・末梢循環不全 ・皮膚の牽引 ・皮膚透過性亢進（消毒液、洗浄液、汗、血液など） ・手術固定具による圧迫

▼ 手術体位によって圧迫されやすい部位　　▼ 正しい体位

仰臥位

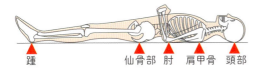

踵　　仙骨部　肘　肩甲骨　頭部

側臥位

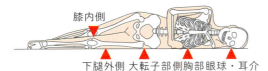

膝内側

下腿外側　大転子部側胸部眼球・耳介

腹臥位

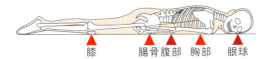

膝　　腸骨腹部　胸部　眼球

仰臥位

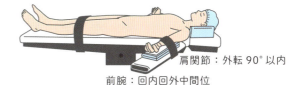

肩関節：外転 90°以内
前腕：回内回外中間位

側臥位

肩関節：前方挙上 90°以内

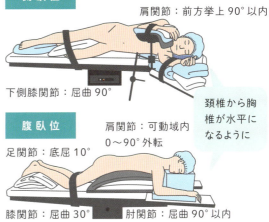

下側膝関節：屈曲 90°

頸椎から胸椎が水平になるように

腹臥位

肩関節：可動域内 0〜90°外転
足関節：底屈 10°

膝関節：屈曲 30°　　肘関節：屈曲 90°以内

砕石位

足関節：底屈 10°　　膝関節：屈曲 90〜120°

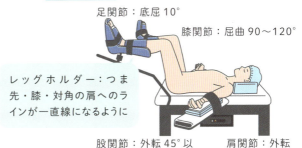

レッグホルダー：つま先・膝・対角の肩へのラインが一直線になるように

股関節：外転 45°以内、屈曲 90°以内　　肩関節：外転 90°以内

> 股関節や膝関節の過度な屈曲や長時間の下肢固定器による圧迫は下肢への血流を障害し、神経損傷やコンパートメント症候群をひきおこす

なんで？ どうして？

病棟では、2 時間を目安に体位変換を行うのはなぜ？

皮膚障害・神経障害の発生要因として、圧縮応力・せん断応力・引っ張り応力があります。これらの応力が 2 時間以上持続することで、皮膚の血流障害が発生する可能性があります。可能な場合は 2 時間以内の除圧を行いましょう。

まずはひとつずつ、それぞれの体位で使用する物を確実に覚えていこう。

▼ 発生頻度の高い神経障害部位

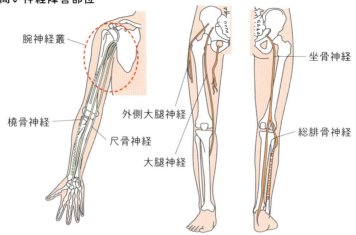

腕神経叢 / 坐骨神経 / 橈骨神経 / 外側大腿神経 / 尺骨神経 / 大腿神経 / 総腓骨神経

体位固定の準備をしよう

- **基本体位**の良肢位を理解したうえで、手術に適した体位固定が行えるようアセスメント・**準備**をしておきましょう。
- 手術や患者さんの体形、関節可動域によって体位の工夫が必要になります。基本物品以外にも必要と考える物品は、事前に準備しておきましょう。

> 仰臥位・側臥位・腹臥位・砕石位

> 上肢用・下肢用抑制帯、体幹抑制帯、側板、支脚器、腹臥位用支持器、アームガードなど

なんで？どうして？

体位固定具による圧迫以外にも注意が必要なの？

体位固定具によるものだけでなく、挿管チューブ・モニター類・留置ルート・尿道バルーン・フットポンプなど、手術中に使用する物品による医療関連機器圧迫創傷にも気をつけましょう。医療関連機器による圧迫で生じる皮膚ないし下床の組織損傷のことを、医療関連機器圧迫創傷といいます。厳密には従来の褥瘡すなわち自重関連褥瘡と区別されますが、ともに圧迫創傷であり広い意味では褥瘡に含まれます。なお、尿道、消化器、気道などの粘膜に発生する創傷は含めません。

ケアのポイント　体位固定

> はじめは先輩と一緒に行おう！

- ✓ 体位固定に使用する固定具・物品の適切な使用方法を覚えよう
- ✓ 体位ごとの良肢位を知っておこう
- ✓ 術前にアセスメントをしっかり行おう
- ✓ 手術体位ごとに注意すべき皮膚障害・神経障害の予防について、理解しておこう
- ✓ 手術中に使用する物品が、直接身体に接触していないか体位固定時にチェックしよう

[久米瑞穂]

3｜器械・ガーゼカウントで患者さんを守ろう

- 手術で使用した器械やガーゼが患者さんの体内に残ることを、体内異物遺残といいます。
- 残存した器械・ガーゼ・針・機材などは体内で異物となり、患者さんに障害を及ぼす可能性があります。摘出するための再手術を行わなければならず、患者さんに身体的・精神的・社会的負担をもたらします。
- 「体内異物遺残は 1,000 件に 1 例ある」[3]と言われ、いつ自分が当事者になってもおかしくありません。適切なカウント方法を用いて、体内異物遺残を防止しましょう。

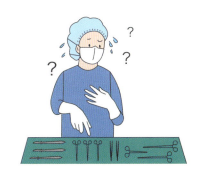

手術前の器械・ガーゼのカウント

- 手術中のカウントだけでなく、必ず手術前にも器械やガーゼ、医療材料のカウントを確実に行い**器械出し看護師と外回り看護師で共通認識**しておきましょう。

> 手術前の器械出し準備は、時間に追われあせりがち。外回り看護師も注意し協力し合おう

器械・器材カウント

- 器械出し看護師は、器械の定数が記載されたリストなどと照合し**カウント**を行っておきます。
- 外回り看護師は、ダブルチェックしておくとより確実なカウントにつながります。

> 器械の種類や数だけでなく、付属するネジや取り外せる部品の有無や、器械の破損・不備などがないかも必ず確認しておこう

ガーゼ・その他材料のカウント

- 手術開始前に準備する**ガーゼや材料**も、準備の段階から確実にカウントしておきましょう。
- 手術中にも追加して使用していくので、準備している枚数と追加した枚数を外回り看護師と情報を共有する確認リストなどを用いて、お互いに把握できるようにしておきましょう。

> ガーゼや材料は、生産の工程でエラーが生じ、実際の枚数や内容と記載されている枚数などがちがう場合もある

なんで？ どうして？

手術前にもカウントを行うのはどうして？

手術前に確実なカウントや器材の確認が行われていなければ、手術中に不明となった場合に、最初からなかったのか手術中に紛失したのかがわからなくなってしまいます。血管テープなどの医療材料やデバイスなどが手術中に破損し、破片などが体内に遺残するケースもあります。使用前の準備段階で欠損・破損の有無、形状などを確実に確認しておきましょう。

手術中のカウント

器械・機材カウント
- 手術中のガーゼ・器械などを情報共有するために、リストを用いてダブルチェックしましょう。
- 器械・機材・ガーゼ類が体内へ留置された時点で報告を受け、時系列で記録しておきます。

針カウント
- 器械出し看護師が縫合針を清潔台に置いたまま医師とのやり取りに集中し、ガーゼなどにひっかかり紛失するケースや、縫合中に医師が針を紛失するケースもあります。
- 適切なニードルカウンターの運用や、術野の進行状況に沿って縫合針のカウントも実施します。

▼ 物品リストの例

	器材名	数	備考
ガーゼ	（　）枚 X線ガーゼ		
	1/2 X線ガーゼ		
	柄付きガーゼ		
	大ガーゼ		
	コットンタオル（2）		
	トロックスガーゼ（4）		
	ツッパー（　）（　）個		
電気メス先	短/中/長		
	絶縁　短/長		
	針先/ボール		
血管テープ	血管テープ（　）		
	血管テープ（　）		
	ループス（　）（2）		
	ループス（　）（2）		

__月__日　ROOM__　診療科____　患者名_____様

器械名	サイズ・形状	数量	手術室確認者	最終確認者	器材室確認者

▼ 体内カウント表の例

材料名	IN	OUT

▼ ガーゼカウント

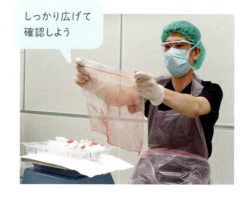

しっかり広げて確認しよう

ケアのポイント　ガーゼカウント

✓ 必ず1枚ずつしっかりと広げよう

（血液で2枚が重なり、気付かない場合もある）

✓ X線造影糸が入っているか確認しよう

（体腔内で使用するガーゼはX線造影糸入りを使用し、遺残した場合も術後のX線撮影で発見ができるようになっている。術前後の処置などで使用するガーゼが混入しているかも！）

✓ ガーゼの欠損・破損の有無も合わせて確認しよう

✓ ガーゼの中に組織などが混ざっていないか確認しよう

（ガーゼに組織など標本が包まれているというケースもある。診断などに影響するので要注意！）

タイムアウト

- 閉創前タイムアウトでも、体内に体内異物遺残がないことを看護師のみならず、外科医・麻酔科医を含めた手術チーム全体で確認作業を実施し、共同で責任をもちます。
- 器械出し看護師は医師に声をかけ、術野で使用したガーゼや器械を回収しカウントを実施します。
- 外回り看護師は、器械台にあるすべてのガーゼ・器械などの数、破損や欠損する部品などがないかダブルチェックを行い、すべてが合致するか確認します。

> ✏️ **新人ナースあるあるメモ**
>
> ### カウントが一致しない！
>
> **間違えた！困った！** 術中のカウントで器械の数が合わないことに気づいた新人ナース。はじめての経験であせってしまい、どうしたらいいのかわからない…
>
> **こうすればだいじょうぶ！** カウントが不一致の場合には、ただちに外回り看護師と術者に報告し、手術チームで協力して検索しよう。必ずリーダー看護師に状況を報告し、検索に必要なマンパワーの確保などを依頼しよう。大事なことなので、あわてず落ち着いて報告しよう！どれだけ慎重にガーゼ・器械・縫合針などを取り扱っていても、紛失するケースはある。万が一見つからない場合は、術野をX線撮影し、体内異物遺残の有無を確認しよう。

［森永信博］

良いこと、悪いこと、相談できる人をみつけてな。きっとあなたに合う人がおるよ。

4｜出血量の測定により患者さんへのケアが変わる

- 外科手術において出血量の測定は、大事な観察項目のひとつです。開腹手術でも、腹腔鏡下の手術においても、大切なポイントは同じです。
- 手術開始時には、チーム全体で**予想出血量**の情報を共有します。
- 外回り看護師は手術開始から終了まで、手術の進行に合わせて適宜、出血量の観察と報告を行います。報告を受けた外科医、麻酔科医は血液ガスを測定したり、輸血を考慮したり…と、出血量のコントロールを行います。
- 外回り看護師が行う出血量の測定によって患者さんへのケアが行われると考えると、"ちゃんとしなきゃ…""計算は合っているかな？"と不安に感じることもあると思いますが、ポイントを押さえればだいじょうぶです！

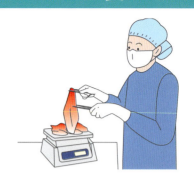

世界保健機関（WHO）が推奨している手術安全チェックリストの項目のなかにも「予想出血量は？」の確認事項が含まれている

出血量測定時の準備は？

- 施設によって測定方法が異なると思いますが、出血量を測るアイテムはおもに量りと吸引ボトルを使用します。
- 出血量のみを測定するためには、**ガーゼ1枚あたりの重さ**を知っておくことが大切！

あなたの施設のガーゼの重さを確認しよう！（記入してね）
- X線ガーゼ：　　　g
- 柄付きX線ガーゼ：　　　g

▼ 量り

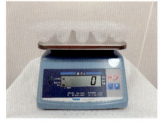

▼ 吸引ボトル

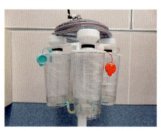

▼ カウントトレー

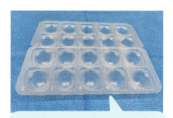

カウントトレーを用いると、大量出血時もカウントしやすい

量りではグラム（g）、吸引ボトルではミリリットル（mL）のように測定値の単位が異なるが、便宜上、1g≒1mLと考えている。

なんで？ どうして？

"ぬらしたガーゼ"はカウントではどうしたらいいの？

手術中「ぬらしたガーゼちょうだい」と言われることもありますよね？回収したガーゼが、乾いている状態で使用されたガーゼなのか？生理食塩水を含ませた状態かによっても重さが異なるので、注意しましょう。術野を見て、血液か生理食塩水かを判断して、カウントするときに、ぬらしたX線ガーゼの重さ分を引けばOK！

どのタイミングで出血量を測定する?

手術の進行状況に合わせて観察しよう!!

手術開始から臓器摘出まで

- 疾患名や術式にもよりますが、術野展開時や血管処理時に**出血のリスク**がともなうと考えられます。
- 医師の会話に耳を傾けてみると…「今から癒着剝離操作するからちょっと出血するかも」というような声が聞こえたりもします。
- 出血しはじめたら、こまめにガーゼ付着の出血量をカウントし、吸引ボトルに回収された出血量も合わせて麻酔科医に報告しましょう。

> 今、術野でどのような操作が行われているか?を観察しよう!
> 血液を吸引する音もポイント!

📝 新人ナースあるあるメモ

出血量のカウント

間違えた!困った! 血圧低下のアラームが鳴っているなか「今、出血どのくらい?」と麻酔科医の声。"吸引ボトルを確認しなきゃ…ガーゼがどんどんたまってきた…カウントできない…どうしよう"

こうすればだいじょうぶ! リーダー看護師に声をかけて応援依頼をしよう!手術はチームで行う医療。ひとりで対応ができないくらい忙しくなったときは、助けを求める勇気を出してね。

腹腔内洗浄時

- 手術中に生理食塩水を使用し、腹腔内洗浄を行うことがあります。このとき、**腹腔内洗浄に使用した生理食塩水の量**を把握することもポイントです。
- 腹腔内洗浄に使用した生理食塩水の量と吸引ボトルに回収された液を計算して、出血量を測定します。

手術終了後

- 創部のガーゼへ染み込んだ血液やドレーンからの出血のほかに、表面には現れない出血も念頭に置くことも重要です。
- **血圧、心拍数、尿量**などの身体的所見からアセスメントをしましょう!

> 血圧は?頻脈になっていない?尿量が減少していない?

腹腔内洗浄に使用した生理食塩水の量の計算の例

生理食塩水を1,000mL使用し、腹腔内洗浄を実施した場合

→吸引ボトルに1,000mL回収されたら、プラスマイナス0
→吸引ボトルに700mL回収されたら、腹腔内に300mLの生理食塩水が残っている

＊手術終了時に腹腔内洗浄を行い、ドレーン留置した場合は300mLの生理食塩水がドレーンから廃液されることが予測されるので、病棟看護師に申し送りしよう

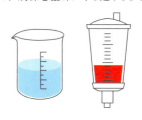

[前田香織]

5 | 摘出臓器・検体の取り扱いに注意しよう

- 臓器や検体は、術中の診断や術後の治療方針に関係する重要な診断材料です。
- 臓器や検体の不適正な取り扱いは、取り違えや診断に影響を及ぼすため、医師に確認し適切に取り扱わなければいけません。
- 施設ごとの臓器や検体の取り扱いについてのマニュアルを確認し、必ず手順を熟知したうえで取り扱うようにしましょう。

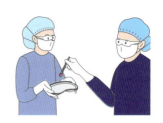

検体の保管方法

- 検体を受け取った際には、必ず医師に保管方法の確認を行います。
- ホルマリンか生理食塩水に入れて保管するのが基本となりますが、それ以外の保管方法を指示されることもあります。間違いのないように、医師から確実に指示を受けましょう。
- 採取された検体が腹水や胸水など液状であれば、**抗凝固薬**(ヘパリンなど)添加の有無も確認します。

> フィブリン析出による凝固を防止するため

- **保存方法**も確認します。

> 常温保存か? 冷所保存か?

検体の取り扱い

- 検体を医師から受け取るときに、器械出し看護師が医師に検体の取り扱い方法を確認します。
- 外回り看護師は、器械出し看護師から伝えられた内容を復唱し、医師に間違いがないことを確認してから検体を受け取りましょう。患者氏名(患者ID)、検体名を記載した検体ラベルを検体容器に貼付します。
- 保管していた検体を医師に受け渡す際は、医師と一緒に検体名や個数に間違いがないことを確認し、厳重に取り扱うようにしましょう。
- 検体を術中迅速病理診断に提出する場合も、検体の受け渡し時に、医師と器械出し看護師と外回り看護師で検体名を復唱確認します。
- 外回り看護師は、検体ラベルの患者氏名(患者ID)と検体名に間違いがないことを、声に出して確認したうえで検体を病理部に提出しましょう。

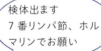

検体出ます
7番リンパ節、ホルマリンでお願い

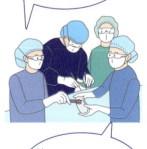

はい
7番リンパ節、ホルマリン固定ですね

▼ 器械台での検体の保管

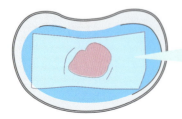

乾燥を防ぐために、検体をシャーレや膿盆に入れて、生食ガーゼで覆う

▼ 検体名の記載

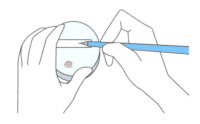

だれでも最初は一年生。失敗から学ぶこともたくさんあります。

▼ 永久標本と術中迅速病理診断のちがい

永久標本	術中迅速病理診断
・正確な病理診断を行うために非常に重要な役割をもつ ・さまざまな作業工程を経て検体を処理した後、病理診断に使用される病理標本 ・手術中に摘出された臓器や検体そのものが「永久標本」ではなく、いずれ「永久標本」となるための素材といえる	・提出した検体の病変部の性質（良性か悪性か）、病変部の取り残しがないか、転移の有無などを手術中に診断すること ・術中の切除範囲や手術方針決定の参考とする ・検体の性状によって、細胞診と組織診に分類される ・30分ほどで検査結果が判明する

🖉 新人ナースあるあるメモ

検体の保管

間違えた！困った！ 医師に言われた検体名や保管方法を聞きのがした！どうしよう…

こうすればだいじょうぶ！ あせらずにもう一度医師に確認し、内容を復唱しよう。

医師の指示で検体を器械台で保管する場合は、検体がガーゼなどに紛れ誤って破棄するなど、紛失しないように注意しよう。複数の検体を器械台で保管する場合、清潔マーカーで検体名を記載しておくなど、それぞれの検体を判別できるようにして、器械出し看護師と外回り看護師で検体名と個数の情報を共有しておこう。手術終了まで検体を器械台で保管する場合は、医師に声をかけて検体の処理を依頼します。その際も、検体名と個数の確認を行い、検体ラベルの貼付を忘れないようにしよう。

ケアのポイント

- ✓ 検体名は、医師・器械出し看護師・外回り看護師で復唱し同意確認しよう
- ✓ 保管方法や保存方法は医師の指示を受け、誘導的な確認は行わない
- ✓ 検体を器械台で保管するときは、器械出し看護師と外回り看護師で情報共有しておこう
- ✓ 術中迅速用検体は、ホルマリン固定やヘパリン添加をせずに、新鮮な状態で病理部に提出する
- ✓ 医師に検体を受け渡す際には、患者氏名（患者ID）・検体名・検体数を確認しよう

なんで？どうして？

先生に検体について聞いても答えてくれない…

少し時間をおき、タイミングをみて声をかけてみましょう。医師が手術操作に集中しているときに質問しても、間違った返答を引き出すなどのミスにつながる可能性があります。

摘出した臓器や検体を「いらない」って言われたらどうしたらいい？

不要な臓器や検体は、院内の医療廃棄物処理規定に沿って適切に処分します。

「組織診」と「細胞診」ってどうちがうの？

一般的に、固形の検体は組織診、液状の検体（胸水や腹水）は細胞診として区別されます。

［鵜鷹　恵］

6 | 安全で適切な退室・申し送りをしよう

退室時の観察と評価

- 手術・麻酔が終了した患者さんが退室するときの基準は、施設ごとに設けられ、それに沿って医師が患者さんを評価し退室許可となります。
- 外回り看護師もしっかりと患者さんをフィジカルにアセスメントし、術後の観察項目や注意点をふまえて病棟看護師に申し送りが行えるようにしておきましょう。
- 一般病棟では、手術後にベッドサイドで継続して観察を続けることは困難です。患者さんが表現できない身体症状を見逃さないよう、声かけをしながら細かく観察・評価をしておきましょう。
- 痛みやせん妄の状態などは病棟と共通したスケールを用いるなどして、しっかり評価しておきましょう。
- 退室の基準を満たしていても、術後せん妄状態にある場合などは安全の確保も重要となってきます。回復室での観察なども考慮し、医師と状態を評価したうえで安全な退室を行っていきましょう。

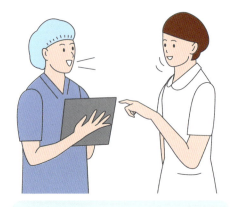

退室の基準として Aldrete スコア (p.79) を用いることもある

▼ 退室の基準

意識	・刺激をしないでも覚醒している ・簡単な命令に従うことができる
呼吸	・抜管されている ・気道閉塞がない ・気道反射が保たれている ・動脈血酸素飽和度 96％以上（酸素投与下でも可） ・呼吸数 8〜25 回/min
循環	・心拍数 60〜100bpm ・不整脈なし ・血圧：術前の±20％以内 ・出血なし
痛みと悪心・嘔吐	・痛みが許容できる ・悪心・嘔吐が許容できる
低体温とシバリング	・36.0℃以上 ・シバリングなし
区域麻酔（硬膜外麻酔、脊髄くも膜下麻酔）の評価	・麻酔域（運動および感覚）が許容範囲である ・硬膜外カテーテルから局所麻酔薬をボーラス注入で 30 分以上経過している

（文献 4 より引用改変）

申し送り

- 医師から退室の許可が出たら、病棟看護師へ引き継ぎとなりますが、**申し送り内容や観察項目**、注意点など情報のもれがないように準備しておきましょう。
- 慣れるまでは確認項目をメモしておくなど工夫し、記録のもれなどもないか確認したうえで、病棟看護師に申し送りを行えるようにしましょう。

施設ごとのスタンダードマニュアルをしっかり把握しておこう

なんで？ どうして？

退室前に褥瘡を見つけたらどうしたらいいの？

褥瘡が発生した場合は、状態の評価とともに皮膚の状態を写真に撮影しておくなど（施設のルールに従う）前後の評価が行えるようにしておき、詳細を病棟看護師に申し送りしましょう。

▼ 申し送り項目

- 実施手術（術式）
- 麻酔について
- 手術中の水分出納バランス
- 覚醒状況
- 皮膚障害の有無、神経障害の有無
- 輸血製剤の使用状況と副作用の有無
- 退室時の患者さんの状況
- 持参物品の返却

全身麻酔：挿管困難の有無、挿管方法
硬膜外麻酔：挿入部位、麻酔レベル
脊髄くも膜下麻酔：穿刺部位、退室時麻酔レベル
局所麻酔：使用薬剤名、使用量

退室時のケア

- 患者さんに寝衣を着用させる前に、創部、ドレーン・カテーテルの挿入部位、排液の状態などを確認しながら、手術中の体位による褥瘡や神経障害の発生がないか必ず観察しましょう。
- 清拭時の体位変換や寝衣の着用も、何度にもわたると大きな負担を与え、痛みを誘発させる原因などにもなります。
- 手術室で行えるケアをすませたら、重複して同じことを何度も行われることがないよう、実施したケアとその際に観察した内容の詳細を病棟看護師に申し送りしましょう。
- 継続看護だけでなく、周術期として病棟との連携を図ることも看護のひとつです。

▼ 着衣前の観察ポイント

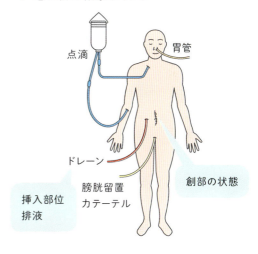

[小川美幸]

5章 麻酔のキホン

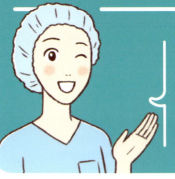

あなたの大切な家族が麻酔を受けるときに、どのように説明したらよいでしょう？
麻酔の種類と合併症について、医療従事者以外にやさしく説明できるようになりましょう。

1｜全身麻酔と局所麻酔はどうちがう？

全身麻酔ってどんなもの？

- 全身麻酔では、眠らせるために**麻酔薬**が脳に作用すると意識と呼吸がなくなるので、人工呼吸管理が必要になります。
- 心血管系合併症をもつ患者さんでは、麻酔薬による循環変動が重篤な後遺症を残すことがあるので、循環変動の少ない麻酔薬を少しずつゆっくり使用します。必要に応じて昇圧薬や降圧薬を追加します。

> 血圧や脈拍を低下させる麻酔薬が多いので、その対応も必要なことがある

なんで？どうして？
「心臓がとても悪い」患者さんを全身麻酔で手術するのはなぜ？

全身麻酔より脊髄くも膜下麻酔のほうが患者さんの負担が少なそうです。それなのに、冠動脈病変が強くて軽い運動負荷で狭心痛が出現するような患者さんには、全身麻酔のほうが好まれます。脊髄くも膜下麻酔では、交感神経遮断から急激な低血圧が生じるリスクがあるからです。全身麻酔でも循環動態は変動しますが、血圧管理しやすいという特徴があります。

▼ 全身麻酔の呼吸と循環への影響

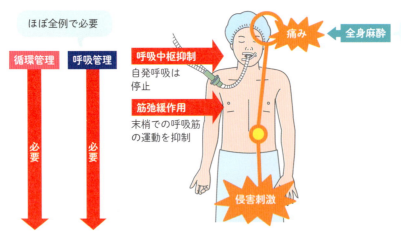

麻酔管理は全身管理。患者さんをしっかり観察して。

局所麻酔ってどんなもの？

- 局所麻酔では、局所麻酔薬を用いて、末梢の刺激が脊髄に至るまでの間で神経を遮断します。区域麻酔ともいいます。
- 脊髄くも膜下麻酔や硬膜外麻酔など脊髄に近い場所で局所麻酔薬が作用すると、知覚神経だけでなく運動神経と交感神経も遮断されます。
- 交感神経は局所麻酔薬によって遮断されやすいので、血管が拡張すると高頻度に血圧低下が生じます。
- 運動神経遮断が高位に及ぶと呼吸も障害されますが、ほとんどの場合、呼吸管理は不要です。

▼ 局所麻酔の呼吸と循環への影響

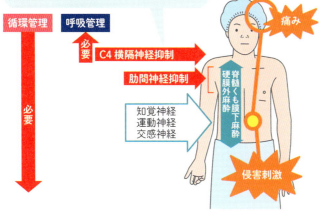

- 運動神経の遮断→肋間神経が運動遮断されても完全な呼吸停止には至らず、運動遮断が弱い（分離麻酔）局所麻酔薬（マーカイン®やポプスカイン®など）を適切な濃度で使って、多くの場合自発呼吸下に管理することができる
- 交感神経の遮断→脊髄の近くに交感神経幹が並走していて、血管が拡張し血圧は低下するため、循環管理は必要

新人ナースあるあるメモ

局所麻酔で全身麻酔の準備も？

間違えた！困った！ 局所麻酔で始めた手術が、予想外に長時間になり、患者さんが痛みを訴えた。すでに局所麻酔薬の使用量は極量に至っている。どうしたらいいの？

こうすればだいじょうぶ！ 局所麻酔でも、いつでも全身麻酔に変更できるように準備しておこう。すべての麻酔で"I'm SOAP"（わたしは石けん）で準備しよう。I：iv（静脈路）、m：モニター、S：サクション（吸引）、O：O₂（酸素）、A：エアウェイ（気道確保の準備・バッグバルブマスク）、P：ファーマシー（薬剤）。局所麻酔が効かない場合や長時間で効果が切れてきた場合は、全身麻酔に移行することがある。まれに局所麻酔薬中毒でけいれんから意識消失、呼吸停止に至ることもある。その場合は救急カートと除細動器をすぐに取り寄せよう。治療薬として、脂肪乳剤（イントラリポス®）は手術室の救急カートに常備しておく。

▼ カプノメータ p.91

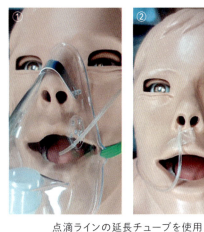
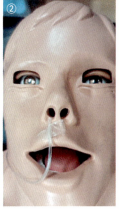
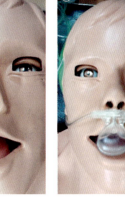

点滴ラインの延長チューブを使用　　専用のサンプリングチューブを使用

- カプノメータを用いて、呼気の二酸化炭素濃度と呼吸数をモニターすることが可能
- 気管挿管下やラリンジアルマスク挿入下に麻酔回路に接続して使用するのが一般的だが、この図のように局所麻酔でも使用できる

▼ カプノメータのモニター画面

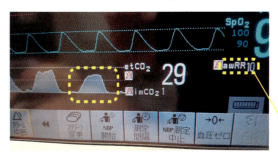

- カプノグラムの波形は正常な人工呼吸管理中のようにきれいな台形でなくても、呼吸回数をモニターすることは可能
- 局所麻酔薬中毒時の呼吸の異常でも早期に感知することができる

「呼吸数10回」を表す

ケアのポイント

✓ 局所麻酔でも静脈路を確保して、生体監視モニターを使用する

→心電図、非観血的血圧、経皮的動脈血酸素飽和度（SpO_2）、**カプノメータ**（呼吸数に留意）

［狩谷伸享］

2 | 麻酔の影響

麻酔をして悪い影響はないの？

- 麻酔を受けないに越したことはありませんが、麻酔をせずに手術をすることができません。
- 一時的な影響はいくつかありますが、非可逆的な影響が残る可能性は現在のところは非常に低いと考えられています。
- 中枢神経、呼吸、循環への麻酔の影響について、考えてみましょう。

▼ 麻酔の影響

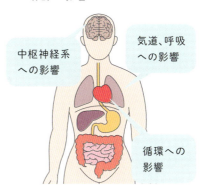

中枢神経系への影響

低酸素や異常血圧による影響

- 術中にさまざまな理由で、低酸素や低血圧から**低酸素脳症**になることはありえます。
- 重篤な高血圧と出血傾向や血管脆弱性があると、**頭蓋内出血**のリスクを生じたりもします。
- 非可逆的な中枢神経障害をおこさないように、脳血流と酸素化を維持するのが麻酔管理の究極の目標です。

> 脳血流の低下や低酸素血症によって生じる脳全体の障害
> 成人では、3〜5分以内なら重篤な後遺症を残さず回復することが多い

> 頭蓋内に生じる出血の総称
> 部位により硬膜外出血、硬膜下出血、くも膜下出血、脳室内出血、脳実質内出血などに分けることができる

麻酔の深さによる影響

- 「うまくいった」はずの麻酔でも、中枢神経への影響はありえます。
- 麻酔が深すぎる場合、術後認知機能障害（POCD）や**小児の発達脳への影響**が懸念されます。不必要な深麻酔を避けることが重要です。
- 神経ブロックの併用や麻酔深度モニター（BISなど）、手術時間の短縮などにより、適切な麻酔深度を保ち、麻酔の影響を必要最小限とすることが大切です。
- 麻酔が浅すぎる場合、**術中覚醒**がおき、心的外傷後ストレス障害（PTSD）になりうるといわれます [2、3]。
- プロポフォール（ディプリバン®）の持続静脈内投与による麻酔では、輸液が空になっている、留置針が抜けている、三方活栓が閉じているなどの理由で、点滴が滴下していなければ麻酔薬が投与されず、麻酔深度が浅くなります。

> 動物実験で、長時間の全身麻酔で高用量の麻酔薬投与による小児の発達脳への悪影響が懸念されている [1]

> 心臓外科、帝王切開、緊急症例などは、術中覚醒のリスクが高い

なんで？ どうして？

術後認知機能障害って？

術後に高次脳機能が障害されることで、記憶障害・失語・失認などが生じる、高齢者で頻度が高い機序がはっきりしない病態ですが、麻酔深度と年齢が危険因子として関連がありそうです [4]。BISモニター下に適切な麻酔深度を維持することが推奨されています。

▼ 吸入麻酔薬を用いた全身麻酔中の呼気ガスモニタリングの画面

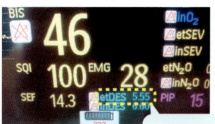

・麻酔深度の目標濃度の目安になるだけでなく、回路内の吸入麻酔薬の濃度が実際に維持されているかを確認する
・高濃度で使用するスープレン®では、気化器内の麻酔薬消費が早いので、気化器が空になっていることがある

etDESという表示が、呼気のデスフルラン（スープレン®）濃度をあらわす

女性、乗り物酔い、PONVの既往などは危険因子
術前訪問で、患者さんに乗り物酔いの有無を聞いてみよう（麻酔法の選択の参考になる）

術後の悪心・嘔吐

- 術後の悪心・嘔吐（PONV）は、全身麻酔の後に発症します。
- 麻薬が悪心を誘発するので、神経ブロックやアセトアミノフェン（アセリオ®）やNSAIDsを併用して、術後鎮痛は麻薬の投与量を最小限にします。
- 複数の制吐剤を組み合わせてPONVを予防します。
- 吸入麻酔薬も危険因子です。

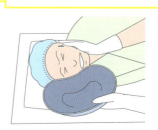

新人ナースあるあるメモ

元気よく患者さんによびかけ

間違えた！困った！ 術後覚醒時に患者さんにそっと声をかけたら、反応がない。しっかりゆさぶって、大きな声をかけてしまった。

こうすればだいじょうぶ！ 覚醒時には、ささやくように患者さんによびかけよう。それでも反応がない場合は、まだ厳重な観察が必要。患者さんの覚醒を待つのも麻酔の一部！病棟や救急で意識を確認するために痛み刺激を与えるのとはちがう。麻酔導入時や覚醒時の記憶は嫌な思い出になっていることがある。覚醒時に大声で患者さんによびかけたり、乱暴にたたいたりしてはいけない。強い刺激でないと開眼しない状態は、十分な覚醒状態とはいえない。余計な会話も聞こえているかもしれない。全身麻酔中でも話の内容には気をつけよう。

なんで？どうして？

吸入麻酔と静脈内麻酔はどう使い分けるの？

　吸入麻酔薬が、PONVのリスク因子になります。PONVの既往の患者さんでは、吸入麻酔薬を避けるのが一般的です。静脈内麻酔だけで行う麻酔法を完全静脈内麻酔（TIVA）とよびます。ほかの薬剤と同様で、麻酔薬に対するアレルギーを理由に選択することがあります。プロポフォールには大豆と卵が含まれるため、卵と大豆アレルギーの患者さんではプロポフォールは使用しません。
　一方、悪性高熱症の危険因子の患者さんでは、静脈内麻酔を選択します。術中に筋肉の動きを確認するための中枢神経刺激（MEPなど）を行う際には、筋弛緩作用や運動野の抑制が少ない静脈内麻酔薬を使用し、筋弛緩薬の使用を控えます。

気道、呼吸機能への影響

全身麻酔の場合

- 全身麻酔ではほとんどの場合、自発呼吸が消失するので、陽圧人工呼吸をします。人工呼吸によって呼吸器系への影響が出ます。
- 人工呼吸と気管挿管により、気胸などの圧損傷、無気肺、人工呼吸器関連肺傷害（VALI）などがおこりえます。
- 術後にも呼吸数低下、<u>嗄声</u>が生じえます。反回神経麻痺により、嗄声や誤嚥がおこる可能性があります。

> しゃがれ声のこと
> 左右の声帯が正中で閉じることが障害されておこる
> 声帯の浮腫、披裂軟骨の脱臼、反回神経麻痺でも生じうる

圧損傷

- 圧損傷は、陽圧呼吸による影響のなかでも重篤です。
- 圧損傷をおこさない人工呼吸管理をめざします。

肺胞の低換気と肺血流の低下

- 手術中は圧迫や閉塞など<u>さまざまな原因</u>で、肺胞の低換気が生じえます。
- 低換気の肺に血流が流れると、シャントになります。
- 肺塞栓症では、塞栓子より末梢の血流は低下します。これは死腔換気の状態です。肺胞低換気と肺血流の不均衡が、シャントという状態を生み出します。

▼ 気管挿管と人工呼吸による呼吸器系への影響

生理的な反応
- 気管支攣縮
- 気管線毛運動低下
- 喀痰排泄障害
- 咳嗽反射の抑制
- 無気肺形成

抜管後
- 喉頭けいれん
- 息こらえ
- 嗄声

機械的損傷
- 人工呼吸関連肺傷害（VALI）
- 歯牙損傷
- 喉頭浮腫
- 披裂軟骨脱臼
- 反回神経麻痺
- 舌神経麻痺

気管チューブの位置異常
- 食道挿管
- 気管支（片肺）挿管
- 偶発的抜管

> 頭低位や腹腔鏡による気腹操作で、横隔膜が押し上げられる

▼ 換気血流不均衡とは？

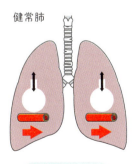

健常肺：肺胞換気と肺血流の換気血流比が、維持されている

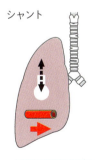

シャント：肺胞は低換気で、血流は維持されていることが多い

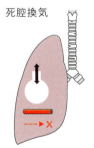

死腔換気：肺塞栓症などで血流が低下し、換気は障害されない

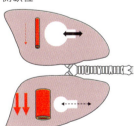

側臥位：下側肺は圧迫によって肺のコンプライアンス（広がりやすさ）は低下するが、血流は重力によって増加して換気血流不均衡が生じる

高濃度酸素による影響
- 100%酸素の吸入では、吸収性無気肺が生じえます。
- 高濃度酸素によって肺障害が生じます。

誤嚥
- 胃充満やイレウスの患者さんでは、誤嚥のリスクがあり、気管挿管時や抜管後には注意が必要です。マスク換気を行わずに輪状軟骨圧迫を行う迅速導入（→ p.66）で、全身麻酔を導入します。

> **なんで？ どうして？**
> **酸素濃度は高いほうがいいわけじゃないの？**
>
> 酸素をたっぷり投与して、気道内圧を上げれば上げるほど酸素の取り込みはよくなるでしょう。それなのに、全身麻酔導入が終わったら酸素濃度を下げて、気道内圧を 20cmH$_2$O 以下に設定し直します。それは、高濃度酸素には、組織を障害する毒性があるからです。気道内圧が高すぎると、VALIのリスクが高くなるのです。

> **なんで？ どうして？**
> **腹腔鏡下手術は低侵襲じゃないの？**
>
> 腹腔鏡下手術は低侵襲で、術後の疼痛や回復は開腹手術と比較すると有利です。でも、手術中の麻酔管理や患者さんへの影響が常に開腹手術より侵襲が少ないとは限りません。腹腔鏡下手術では、限られた手術野を確保するために特殊な体位をとる場合が少なくありません。下腹部の手術では腹腔内臓器を頭側に避けるために、頭低位をとります。気腹圧による圧迫と相まって横隔膜が圧迫され、気道内圧が上昇します。そのほかにも空気塞栓、体位による神経障害、患者さんの手術台からの逸脱にも注意が必要です。

▼ 腹腔鏡下虫垂切除術の頭低位

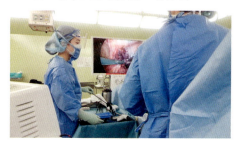

📝 新人ナースあるあるメモ

気道内圧低下時の対応

間違えた！困った！ 体位変換や麻酔器の移動の後に、アラームが鳴り響いた。モニターはカプノメータの波形が消失し、「APNEA（無呼吸）」の表示。SpO$_2$ がゆっくりと低下。どうしよう?!

こうすればだいじょうぶ！ 落ち着いて換気を確認し、回復させよう。気道内圧が低下していれば、呼吸回路のどこかがリークしている可能性が高い。回路がはずれていないかまず確認しよう。麻酔器側だけでなく、チューブと蛇管の接続もチェック。回路だけでなく、ソーダライム（二酸化炭素吸収剤）や気管チューブのカフ不足も原因となる。すぐに原因がわからなければ、緊急用のバッグバルブマスク（アンビューバッグ®）で用手換気して、胸郭の上がりを確認しよう。気管チューブの抜出で、ラリンジアルマスクに入れ替えることもある。普段から緊急用の器材のある場所をよく知っておくことが大切！

常に重要なのは気道内圧（最高気道内圧：麻酔器によって PIP、Pmax、Paw などと表示）。

脊髄くも膜下麻酔の場合

- 脊髄くも膜下麻酔では、知覚神経遮断とともに運動神経遮断が生じます。
- 運動神経遮断が胸椎レベルに達すると、肋間神経が遮断されて胸郭の運動が障害されます。
- 遮断レベルが高位になってくると、患者さんが**呼吸苦**を訴えるようなことがあります。
- 健常な患者さんでのマーカイン®を用いた胸椎レベルに限った知覚遮断であれば、ほとんどの場合は換気が必要になることはありませんが、脊髄くも膜下麻酔でも全身麻酔の準備をしておきます。

> 呼吸機能が術前から障害されているような患者さんの高位の脊髄くも膜下麻酔では注意しよう

循環への影響

- 手術中の循環動態を安定させるために、心拍と血圧をもとに麻酔深度、輸液、循環作動薬を用いて循環管理を行います。

▼ 全身麻酔中の循環への影響が生じる病態

> 血圧と心拍数で4つのパターンに分類して考えてみよう

		心拍数	
		頻脈	徐脈
血圧	高	麻酔深度が浅い	末梢血管の過剰な収縮？ （昇圧薬の誤投与など？） クッシング現象
	低	循環血漿量低下	麻酔が深い 麻酔薬を減量
	低	心タンポナーデ 肺塞栓症 緊張性気胸 アナフィラキシー	副交感神経刺激 心伝導障害 高度低酸素 神経原性ショック

- 血圧の高低、心拍数の大小で循環を簡単に4分割すると、麻酔中の循環への影響の理解が整理できる
- 原因に応じた適切な対応が患者さんの予後を左右する

全身麻酔の場合

低血圧

- 多くの麻酔薬が血圧を低下させます。
- 普段は、生体は血圧の変動にかかわらず、脳や冠動脈など重要な臓器の血流を維持するように自己調節能をもっています。
- 全身麻酔下では、低血圧と自己調節能低下が重要臓器の血流維持を障害する可能性があります。
- 健常な患者さんであれば、短時間の低血圧で非可逆的な障害を残すことはまれです。
- 心血管系の異常の合併や、出血や脱水などの循環血漿量の低下がある場合には、麻酔による低血圧が術後にも重篤な障害を残す可能性があります。

高血圧

- 麻酔が浅い状態で生体に刺激が入ると、交感神経のはたらきが活発になって血圧が上昇します。
- 脳動脈瘤の破裂や大動脈解離の患者さんでは、高血圧を避ける必要があります。
- 気管挿管時や執刀時の麻酔深度には、十分な注意が必要です。

まれな緊急事態には、日頃のシミュレーショントレーニングが有効！

▼ 麻酔薬の血圧と心拍への影響

	血圧	心拍
プロポフォール（ディプリバン®）	↓↓↓	↓
チオペンタール（ラボナール®）	↓↓	↑↑
ベンゾジアゼピン（ミダゾラムなど）	↓↓	↑
ケタミン	↑↑	↑↑
フェンタニル	↓↓	↓
レミフェンタニル（アルチバ®）	↓↓	↓↓↓
セボフルラン	↓	→
デスフルラン（スープレン®）	↑↑	↑↑

吸入麻酔薬は急激に上昇させた場合の典型例

徐　脈

- 術中の徐脈の代表は副交感神経刺激です。眼科の**眼球心臓反射**は有名ですね。気管挿管時にも反射がおこりえます。
- 麻酔薬も脈を低下させるものが多いので、急速な血中濃度の上昇時には注意が必要です。

頻　脈

- 痛かったり緊張したらドキドキするのと同じです。
- 麻酔が浅くてそれを超える強い刺激を受けた際に、血圧上昇とともに脈拍が上昇します。
- 血圧が低下しているかどうかが重要です。低血圧で頻脈の場合は、アナフィラキシーショックや重篤な状態に陥っている可能性があります。

脊髄くも膜下麻酔の場合

- 局所麻酔薬による交感神経遮断により、血管が拡張し血圧低下が生じます。
- 麻酔域を確認し、輸液と昇圧薬で対応します。上位の胸椎（Th4）に交感神経遮断が至ると脈拍が低下します。

> アシュネル反射ともいう
> 眼球付近の手術では、眼球の圧迫や眼球周辺の構造の牽引によって、徐脈、不整脈などを生じる（重篤な場合は心停止に至る）

▼ 麻酔域

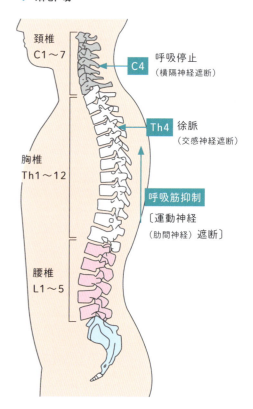

［狩谷伸享］

3 | 麻酔導入・気管挿管時のケア

入室から手術台への移乗

- 患者さん個々の状態により、移乗方法を考慮します。歩行に問題があり、車いすやベッドで入室するような患者さんの場合は、**手術台への移乗方法**を考えます。
- 骨折や外傷の患者さんの場合は、疼痛緩和に配慮します。
- 術前の訪問が行えていれば、歩行入室の可否判断、手術台への移乗方法、介助時の人員確保の検討が容易となります。
- 緊急手術の患者さんなどでは、患者さんを訪床した麻酔科医から情報を得ることも大切です。

> 自力でベッドに上るのも難しい場合は、人手を集めて体を抱え上げたりして、移乗用のストレッチャーを利用する

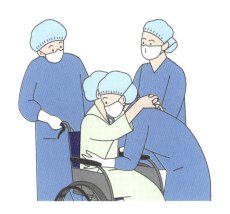
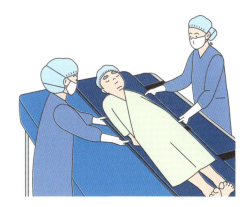

麻酔導入前チェック

- 麻酔導入前には、多くの確認事項があり、**チェックリスト**で（p.38）麻酔科医と確認を行い、麻酔科の準備を最終確認します。
- 確実な準備や情報の共有を行った後に、麻酔を開始できます。
- 確実なチェックを実行するためには、看護師と麻酔科医の医療チームとしての協力体制が大切です。

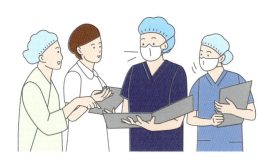

手術、麻酔、患者問題点の情報共有

- 麻酔導入前のチェックとしては、患者確認（氏名やID）のほか、病名、術式、体位、手術時間、予測出血量、準備血液製剤の有無に加え、麻酔方法や術前の問題点を知る必要があります。
- 術前に術者、麻酔科医、担当看護師が共有すべき情報には、現病歴、既往歴、アレルギー歴、絶飲食、**全身状態**などもあります。
- とくに、**麻酔の計画**についても麻酔科医に事前確認しておきます。
- 時に、精神発達遅滞や精神疾患、難聴、視覚、言語障害、外国人など、術前・術後のコミュニケーション（意思疎通）が難しい患者さんもいます。このような場合は、通訳の確保、筆談用ボード、処置を説明するカードの準備など、工夫が必要です。

> 循環器、呼吸器、消化器、神経内分泌疾患、運動機能、認知機能

> 麻酔方法は全身麻酔か脊髄くも膜下麻酔か、硬膜外麻酔や超音波ガイド下神経ブロック併用の有無、気道確保器具のタイプ

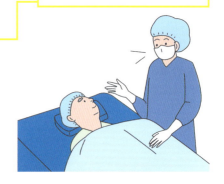

患者さんへの声かけや体位の保持、ルートの確認

- まずは礼儀正しいあいさつが基本です。氏名、ID番号の確認はもちろん、個々の理解力にも配慮して、ていねいかつはっきりとわかりやすい言葉で声をかけましょう。
- 患者さんの手術前の不安な心理状態にも配慮して、少しでも安心感を与えられるようにモニターの装着や脊髄くも膜下麻酔・硬膜外麻酔の体位などについて説明します。
- 病棟からもしくは手術室入室後に確保された点滴ルートについて、**滴下や穿刺部位の痛み、腫脹、もれの有無**などもしっかりと確認します。

> 発赤や腫脹、滴下不良などルートのもれが考えられる場合、麻酔科医に確認し取り直しを検討しよう

▼ 脊髄くも膜下麻酔の体位

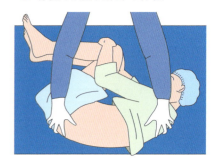

- とくに脊髄くも膜下麻酔・硬膜外麻酔の穿刺時には、患者さんの不安感は増強する
- 急な体動を防ぐ確実な体位固定を行い、棘突起間が広くなる適した体位かを確認しよう

🖊 新人ナースあるあるメモ

点滴固定シールの貼り方

間違えた！困った！ はじめてのルート固定で、シールのシートをはがし、いざ固定しようとしたら…緊張もあり、どちら向きだったかわからなくなってしまった。

こうすればだいじょうぶ! まずは先輩に尋ねよう。わからないままとりあえず貼ってしまうのはやめよう。点滴の刺入点が見やすいように透明な部分を貼ろう。外筒と点滴チューブの接続部を固定する部分が先（末梢側）のほうになることがわかれば、できるよ！ 点滴の滴下と刺入部が腫れてこないことをしっかり確認しよう。

近年、点滴の固定をしっかりと行える専用のシールが市販され、臨床でも頻用されている。

モニターの装着

- 基本的な術中モニターである心電図、血圧計、**パルスオキシメータ**、カプノメータのサンプリングチューブの確認を行います。

  > 経皮的動脈血酸素飽和度（SpO_2）を測定。SpO_2 は装着部位の末梢循環に注意し、値だけでなく、波形の描出も確認する。シールと爪の隙間が空いていると、値が低く出ることがある

- **血圧計の測定部位**は、透析シャント側、乳がんの腋窩リンパ節郭清側、知覚異常や運動麻痺のある四肢などをできるだけ避けます。

  > 点滴ルートと同じ四肢に装着する場合は、静脈ルートに逆流防止弁を装着する（p.86）

- 心電図のシールは、術野のじゃまにならないように、配慮します。

なんで？どうして？

なぜ麻酔の導入時には呼吸状態や循環動態に注意が必要なの？

麻酔薬は、意識レベルの低下とともに、呼吸や循環抑制のリスクをともないます。鎮静薬と鎮痛薬を投与、増量すると、気道反射の抑制、呼吸抑制（中枢性もしくは末梢性：舌根沈下などによる上気道閉塞）がおこります。とくに、体動をなくすために筋弛緩薬を使用すると、呼吸筋（横隔膜、内外肋間筋）の弛緩のため、自発呼吸は消失し、人工呼吸が必要となります。誤嚥を防ぐ喉頭反射も消失し、胃液などの逆流・誤嚥を防ぐためには、確実な気道確保（気管挿管、声門上気道確保器具）が必要となります。

麻酔薬は脳幹部の自律神経系、心筋細胞などに作用し、心臓の刺激伝導系、心筋収縮力の抑制や血管拡張作用をひきおこします。つまり、血圧低下や徐脈などが心配されるため、輸液や昇圧薬の準備が欠かせません。低心機能の患者さんや、各種のショック、循環血液量不足の患者さんでは、麻酔導入後に、循環虚脱（不整脈、極度の血圧低下、心筋虚血、心停止）に陥るリスクが高くなります。術前に呼吸・循環に問題のある患者さんでは、手術や麻酔の可否の判断を含め、より高度な対応が必要です。

気管挿管・声門上器具挿入時の介助

麻酔導入の薬剤・方法

麻酔導入に用いる薬剤

> おもな静脈麻酔薬：プロポフォール、ミダゾラム、バルビツレート系薬剤（チオペンタール、チアミラールなど）

- 麻酔導入時に入眠させる薬剤には、**静脈麻酔薬**と吸入麻酔薬（揮発性麻酔薬とガス麻酔薬）の2種類があります。
- 静脈麻酔薬で入眠させた後に、吸入麻酔薬で維持する方法はよく用いられます。
- はじめから最後まで、プロポフォールのTCIシステムを用いた、吸入麻酔薬を使用しない完全静脈麻酔（TIVA）を行うこともあります。

▼静脈麻酔薬の投与　　▼吸入麻酔薬の投与

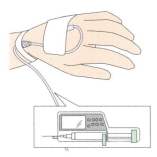
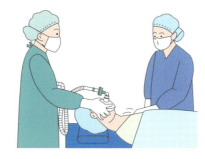

医療事故は、思い込みからおこることがあります。あいまいなことは確認する勇気を！

なんで？どうして？

TCIってなに？ どんな利点があるの？

TCIは、target controlled infusion の略で、目標血中濃度を決めて、プロポフォールの予測血中濃度を一定に維持し、麻酔薬の標的臓器（効果部位）の脳内濃度もコントロールするプロポフォールの持続投与方法です。あらかじめプログラミングされた専用のシリンジポンプ（ディプリフューザー®TCIシステム、プロポフォール製剤はディプリバン®注キット）を用いて行います。

プロポフォールによる麻酔管理では術後嘔吐の少なさや、悪性高熱症のリスクが避けられるなどの利点がありますが、筋弛緩作用がないことによる体動のリスク、長時間手術では、やや覚醒時間にばらつきが生じるなどのデメリットがあります。これらの利点欠点を念頭に置き、使用を検討します。

TCIは、完全静脈麻酔（total intravenous anesthesia；TIVA）の代表的な麻酔方法です。TIVAは吸入麻酔薬に比べて、運動誘発電位（MEP）をはじめとした運動神経モニタリングを妨げにくいとされ、MEPを行う脳外科手術では、よく用いられます。

麻酔導入方法

- 麻酔導入方法には、大きく分けて急速導入、緩徐導入、**迅速導入**の3つがあります。

  > 歴史的にクラッシュ導入（crash induction）と呼ばれていたことがある。RSI（rapid sequence induction）ともいう

- セボフルランを吸入（はじめから高濃度も含む）させて、維持にも用いるという麻酔方法を、TIVAに対して **VIMA** と呼ぶことがあります。

  > volatile induction and maintenance of anesthesia

- 誤嚥のリスクのあるフルストマックの患者さんには、迅速導入がよく用いられます。
- 気道確保困難の患者さんでは、気管支ファイバースコープを用いた意識下挿管の適応も検討されます。

▼ 急速導入（rapid induction）

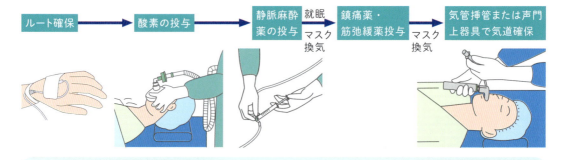

- 気道確保のタイミングは、就眠後に投与される吸入麻酔薬や鎮痛薬、筋弛緩薬〔ロクロニウムなら、筋弛緩モニターも参考にする（60～90秒前後）〕の効果発現を考えながら行う
- マスク換気の可否、困難度や、カプノメータの波形が、気道確保困難の患者さんへの対応において重要

▼ 緩徐導入（slow induction）

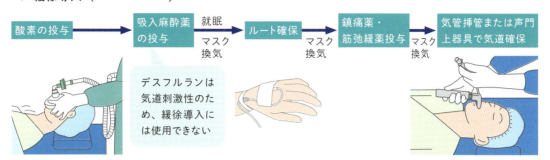

- 就眠時に暴れる患児もあり、転落や打撲を防ぐために、人手を集めることが大切。体幹を押さえず、四肢だけを持つと脱臼のリスクがある
- 穿刺時の疼痛刺激で患児が腕を動かすことで、点滴がうまく入らないことがある。腕の固定をしてアシストすることは、点滴を成功させる有効な方法
- 点滴が入り、麻薬鎮痛薬、筋弛緩薬が入れば、急速導入に準じて、気道確保が可能になる

新人ナースあるあるメモ

急な挿管にとまどう

間違えた！困った！ 当初余裕を気取っていた麻酔科医がラリンジアルマスクを挿入したがリークがひどく、何回かトライした後にあきらめて、挿管に切り替えることを看護師に伝えた。マスク換気も少しずつ難しくなってきた感じで、麻酔科医は必死にマスク換気を行っている。「喉頭鏡チェックして」と先輩に言われたけれど…「？？どうやるんでしたでしょうか？」

こうすればだいじょうぶ！ 喉頭鏡は普段から触って付け方を覚えておこう。電池がなくなっていて、肝心なときにライトがつかないと大変！麻酔科医側も当然、確認は責務。はじめに斜めにブレードをハンドルに差し込むのがポイント、指を挟まないように注意しよう。

▼ 喉頭鏡の準備

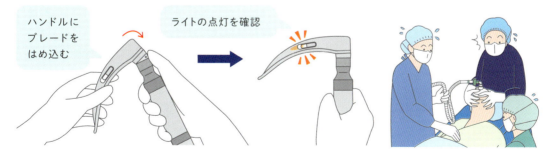

5章 麻酔のキホン

今は、1日1日が成長の日々。大きな伸びしろが期待できます。がんばって！

▼ 迅速導入（rapid sequence induction；RSI）

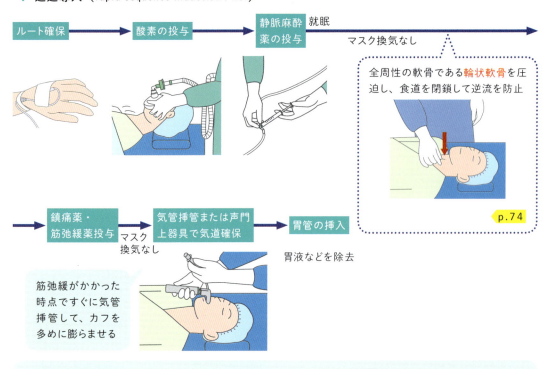

- 誤嚥のリスクが高いフルストマックの患者さんに行われる
- 就眠しても、マスク換気を行わない
- カフを過度に膨らませつづけていると気管粘膜の血流障害をおこすため、カフ圧を20〜30cmH₂Oを目安に調整しよう

▼ 経鼻挿管　口腔内の手術で行うことがある

気管チューブを口腔内で誘導するマギール鉗子

細めの気管チューブを準備

喉頭鏡
気管
鼻腔
カフ

ケアのポイント

✓ 鼻腔内の鼻出血に注意しよう
　→予防、消毒のため、エピネフリン希釈液、ポビドンヨードなどの消毒液に浸した綿棒により鼻腔内を処置することがある。確認、準備しよう
　→挿管、抜管後には、鼻腔の粘膜損傷や鼻出血の有無を確認しよう

気管挿管に用いる物品の準備と確認

- 気管挿管で使う器具をまとめて挿管用のトレイに置いている施設も多いでしょう。その際、いろいろな小物を入れ忘れるので、確認が重要です。
- 経口エアウェイ、チューブ固定テープ、バイトブロック、マッキントッシュ喉頭鏡に加えて、各種の間接視認型ビデオ喉頭鏡もよく使用されます。
- ラリンジアルマスクの場合は、ほかのサイズがあるかも確認しましょう。

▼ おもな喉頭鏡の種類と特徴

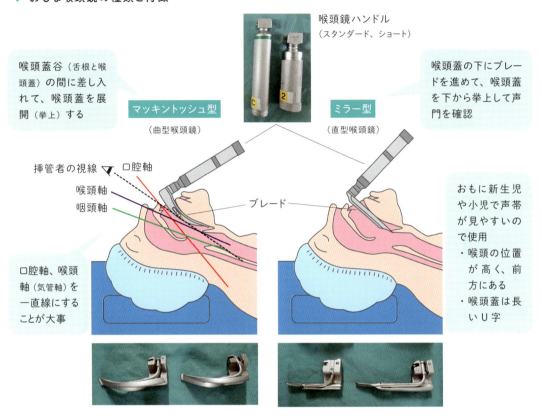

マッコイ型喉頭鏡

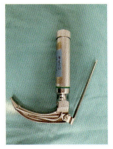 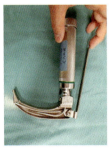 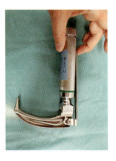

- 手元のレバーで喉頭鏡の先端が屈曲し、喉頭展開を補助する
- マッコイ型喉頭鏡とGEB（Gum-Elastic Bougie：先端から3.5cmの部分で約40度屈曲させた気管チューブガイド用のブジー）との組み合わせも有効

気道確保困難症の予測

- **Mallampati分類**（アランパチ）や各種評価項目によって、気道確保困難症を予測できます。 ← 口咽頭の見え方により、4つのクラスに分類（舌を出した状態）
- 術前の気道確保困難の可能性を担当麻酔科医に確認しておくことは大切です。
- 麻酔科医が喉頭鏡にて**喉頭展開**したときの、声帯の視認性を評価したCormack分類（コーマック）は、大切な評価基準です。 ← 喉頭蓋を持ちあげて声門を視認

▼ Mallampati分類　クラス分類と喉頭鏡下の声門部の見えにくさが相関

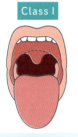
Class I
軟口蓋、口蓋弓、口蓋垂、前・後扁桃が見える

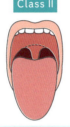
Class II
軟口蓋、口蓋弓、口蓋垂が見える

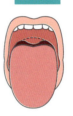
Class III
軟口蓋、口蓋垂の基部が見えるのみ

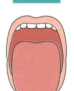
Class IV
軟口蓋が見えるのみ

▼ Cormack分類　喉頭展開所見で、挿管困難を予測するための分類法

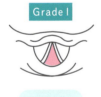
Grade I
声帯全体

Grade II
声帯の一部

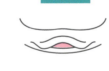
Grade III
喉頭蓋は見えるが声帯は見えない

Grade IV
喉頭蓋も見えない

▼ 術前の気道評価・診察のポイント：挿管困難が予想される

①上顎切歯の長さ：長くないか
②開口時の上下顎切歯の関係：反っ歯、オーバーバイト
③最大下顎前突時の位置：下顎切歯が上顎切歯を越えない
④開口時の上下切歯間距離：3cm以下
⑤口蓋垂の見え方：Mallampati分類クラス2以上
⑥口蓋の形：アーチ状、狭い
⑦下顎部分の状態：固い、腫瘍がある、弾力性がない
⑧甲状切痕－おとがい距離：6cm以下
⑨首の長さ：短い
⑩首の太さ：太い
⑪頭頸部の可動性：顎が胸につかない、後屈できない
⑫輪状甲状膜：触れるか

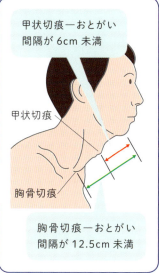

（文献5より引用改変）　　　（文献6を参考に作成）

さまざまな気道確保器具

- 気道確保器具、デバイスにはさまざまなものがあり、急速な発展を遂げています。
- とくに、間接視認型ビデオ喉頭鏡は、気道解剖に沿う弯曲でデザインされたブレードと先端に付いたカメラからの画像により、挿管困難症例における有用性が報告されています。

▼ 声門上気道確保器具（代表的な例）

LMA ProSeal　胃管挿入可能　　LMA Classic

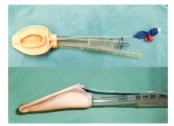 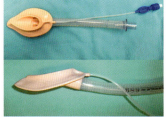

（Teleflex medical社）

▼ 器具を介して気管支ファイバーガイドで気管挿管が可能なタイプ

Air-Q™

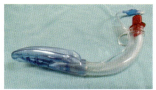

（Mercury Medical社）

i-gel™

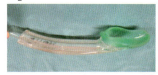

（Intersurgical社）

▼ ファイバースコープ挿管

挿管困難対策の王道

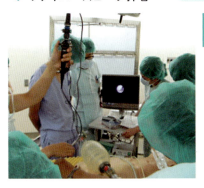

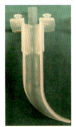

ファイバー挿管用経口エアウェイ
VBM エアウェイ

- 意識下もしくは全身麻酔下で、経鼻、経口、経ラリンジアルマスクにて行われ、困難気道管理の中心的役割を果たしている
- 現在では、Air-Q™、i-gel™ を介したファイバー挿管も有力
- 下顎挙上などのスペース確保
- 曇り止め、ハレーション対策（光量調節機能付きファイバーがベター）なども重要

（ほかに Ovassapian エアウェイ、Berman エアウェイなど）

▼ 間接視認型ビデオ喉頭鏡の例

声門をカメラ（CCD）で見ながら挿管できる

エアウェイスコープ (AWS)™　　McGRATH™ MAC ビデオ喉頭鏡　　C-MAC®

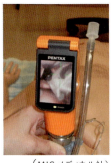

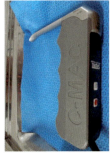

（MIC メディカル社）　　　　（コヴィディエン社）　　　（Karl Storz 社）

▼ 各種の輪状甲状膜穿刺キット

マスク換気も挿管（声門上器具含む）もできないときには侵襲的気道確保を行う

メルカー緊急用　　　　　　　ミニトラックⅡ
輪状甲状膜切開カテーテルセット　セルジンガーキット　　　クイックトラック

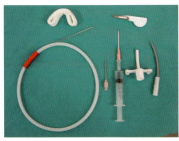
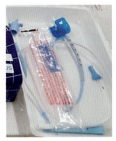
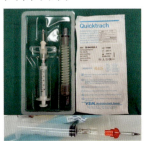

（Cook Japan 社）　　（Smiths medical 社製）　（Smiths medical 社製）

直接穿刺

気道確保困難時の介助

- さまざまな気道確保器具を用いてもなお、気管挿管が非常に難しい患者さんもいます。
- 麻酔科医にとって麻酔トラブルによる低酸素脳症、心停止の回避は最大の責務のひとつです。そのためには、手術室看護師とともに、**対応スキル、戦略**を磨きつづけることが必要です。
- 気道確保困難のときこそ、看護師さんに頼ることが多くなります。
- マスク換気や気管挿管を含む気道確保困難の患者さんでは、施設ごとの声門上気道確保デバイスや輪状甲状膜穿刺キットなど、キットの保管場所、使用方法を定期的なシミュレーションなどで、トレーニングしておくことが望まれます。

> 気道確保に関するJSA（日本麻酔科学会）のガイドライン、米国麻酔科学会の気道確保困難ガイドラインを念頭に、医師・看護師ともに情報共有を行おう

▼ 換気状態の3段階評価分類とそれらの臨床的解釈

	麻酔施行者が最大限に努力をして換気を行った場合		
換気状態の表現方法	V1	V2	V3
換気の状態	正常	正常ではない	異常
気道確保の難易度	容易	困難	不可能
重篤な低酸素血症へ進展する可能性	なし	通常はない	あり
重篤な高二酸化炭素血症へ進展する可能性	なし	あり	あり
期待できる一回換気量	5mL/kg 以上	2 から 5mL/kg	2mL/kg 以下
カプノグラムの波形	第Ⅲ相まで	第Ⅲ相欠落	なし
典型的なカプノグラムの波形	V1 肺胞気プラトーあり	V2 肺胞気プラトーなし	V3 波形が認められない

この評価分類システムは、フェイスマスク、声門上器具あるいは気管チューブを通しての人工呼吸中または自発呼吸中の麻酔患者に適応可能である。INSP：吸気相

（文献7より引用改変）

▼ 麻酔導入時の日本麻酔科学会（JSA）気道管理アルゴリズム（JSA-AMA）

カプノメータの波形をもとに、グリーン、イエロー、レッドと3つの領域に分類し、それぞれに対応を示している

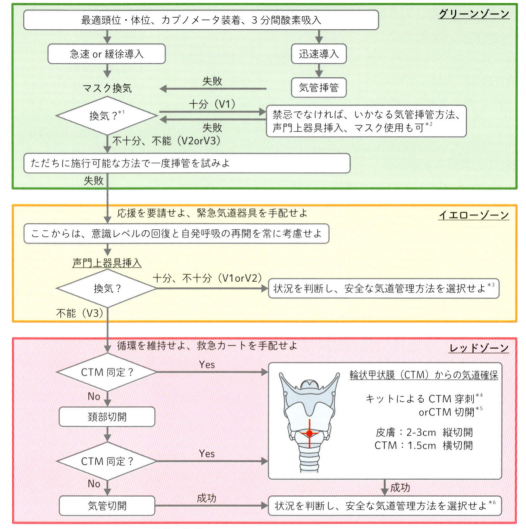

CTM（cricothyroid membrane）：輪状甲状膜
*1：裏面に記載された方法を使ってマスク換気を改善するよう試みる
*2：同一施行者による操作あるいは同一器具を用いた操作を、とくに直視型喉頭鏡またはビデオ喉頭鏡で3回以上繰り返すことは避けるべきである。迅速導入においては誤嚥リスクを考慮する
*3：(1) 意識と自発呼吸を回復させる、(2) ファイバースコープの援助あるいはなしで声門上器具を通しての挿管、(3) 声門上器具のサイズやタイプの変更、(4) 外科的気道確保、(5) その他の適切な方法などの戦略が考えられる
*4：大口径の静脈留置針による穿刺や緊急ジェット換気は避けるべきである
*5：より小口径の気管チューブを挿入する
*6：(1) 意識と自発呼吸を回復させる、(2) 気管切開、および (3) 気管挿管を試みるなどの戦略が考えられる

（文献7より引用改変）

気管挿管前後の確認

- 麻酔科医は、可能な限り、愛護的な挿管を心がけます。そして、挿管後に歯牙、口腔内粘膜、舌の状態を確認します。
- 脱落歯を誤嚥、誤飲することは一番に回避したい合併症です。そのほか、気管挿管の合併症として、被裂軟骨亜脱臼や反回神経麻痺、嗄声、咽頭痛に留意します。
- 長時間手術では、舌浮腫や歯との接触による術後の舌潰瘍発生にも注意します。

歯牙損傷など

- 術前に歯牙の動揺がある患者さんでは、気管挿管にともなう歯牙損傷にとくに注意します。
- 時間的に余裕があるなら、できる限り歯科受診をして、**動揺歯の処置**に努めます。

> 専門的に動揺歯の固定、抜歯やマウスピース（脱けた歯をキャッチして誤嚥を防ぐソフトシーネ）の作成など、治療を依頼

- リスクの高い患者さんにおいては、インフォームドコンセントも大切です。

気管チューブ、ラリンジアルマスクの確実な固定

- 適切な呼吸管理のために、気管チューブ、ラリンジアルマスクの確実な固定は重要です。
- 頭頸部手術では、術中のチューブの圧迫・閉塞・屈曲のリスクなどを考慮して、ステンレスコイルの入ったスパイラルチューブがよく用いられます。

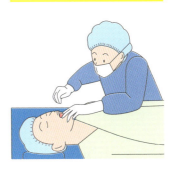

🖊 新人ナースあるあるメモ

"のどを押さえる"のちがい

間違えた！困った！ 虫垂炎で虫垂切除術から5年後にイレウスを発症した50歳代の男性患者さんの麻酔導入についた新人ナース。

麻酔科医「患者さんが寝たら、輪状軟骨圧迫をしてもらいたいけど、経験は？」

新人ナース「のどを押さえているのを見たことはあります」

麻酔科医「じゃあ、お願いします」

麻酔導入時…麻酔科医「もう筋弛緩入れたよ」

新人ナース「わかりました。のど押さえます。はい」

ベテランナース「そこは甲状軟骨よ！」

こうすればだいじょうぶ！ 輪状軟骨は甲状軟骨の下側で、全周性の軟骨だから、食道を閉鎖できる。同じように見える"のどを押さえる"でも、その位置によってちがいがあることを知っておこう。

なんで？どうして？

気管挿管のときにのどを押さえるのはなぜ？

麻酔導入時、気管挿管時に行うのどの圧迫は大きく分けて、①BURP法と②輪状軟骨圧迫法に分けられます。それぞれに目的が異なるので注意が必要です。

①**BURP法**：喉頭展開時、声門が確認しにくいときに、甲状軟骨部分を圧迫介助することにより、視野改善をはかる手技です。

②**輪状軟骨圧迫法**：輪状軟骨を保持しながら、下方に圧迫することにより、食道を閉鎖し、胃内容物の逆流・誤嚥を予防する方法です。Sellick maneuverともいいます。ただし、圧迫の強さと方向によって、完全気道閉塞をきたすことがあり、喉頭展開時の視野が悪化したという報告もあるので、注意が必要です。

この2つは押さえている軟骨が異なるので、目的に応じて使い分ける必要があります。

▼ BURP法

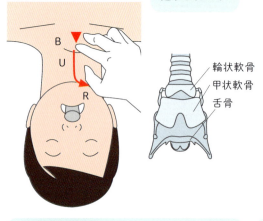

甲状軟骨を圧迫するイメージ

- 喉頭展開時に声帯が見えにくいとき、甲状軟骨部分を後方（背側back）、頭側（up）、右側（right）に押す（pressure）方法
- 声門の視認をよくすることを目的に行われる

▼ 輪状軟骨圧迫法（cricoid pressure）

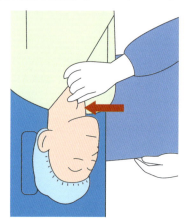

- 母指と示指で輪状軟骨を保持しながら、下方に圧迫する
- 気管を下方に押さえ、食道を頚椎に押しつけることで、食道を閉鎖し、食道への送気を遮断し、胃内容物の逆流・誤嚥を予防する

気管チューブのカフ圧の維持

- カフ圧を適正に保つことは、気管チューブのリークの防止に加え、**過剰なカフ圧による障害**を防ぐため、非常に重要です。
- カフ圧は **20〜30cmH$_2$O の間で維持**することを推奨されています。
- カフの破れには注意します。カフ圧が低下したら、空気の抜けやカフ損傷の可能性があります。空気を入れても、カフのパイロットバルーンが膨らまないときには、カフの破れを疑うべきです。

> 気管粘膜の過度な圧迫による毛細血管灌流圧の循環障害、粘膜の血流障害

> 気管壁の動脈圧が 34〜40.8cmH$_2$O であるため[8]、この動脈圧よりも高い圧力がかかることで血流の遮断があり、壊死してしまうことが考えられる
> カフ圧が低すぎると、カフよりも下の気道内に細菌病原体がもれることによる呼吸器関連肺炎（VAP）のリスクがある

▼ カフ圧計

気管挿管チューブの適正なカフ圧

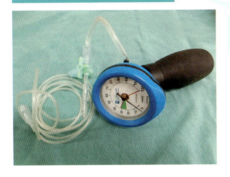

20〜30cmH$_2$O が多い

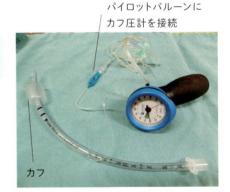

パイロットバルーンにカフ圧計を接続

カフ

ラリンジアルマスクの適正なカフ圧

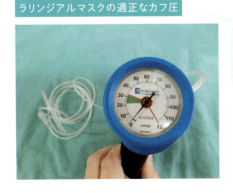

60cmH$_2$O 以下
（44cmH$_2$O 以下を勧める報告もある）

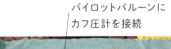

パイロットバルーンにカフ圧計を接続

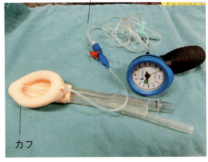

カフ

［植木隆介］

4 | 抜管・覚醒時のケア

気管チューブの抜管時の基準と注意

- 手術終了後の抜管に際しては、各種の基準を考慮する必要があります。
- 通常は、覚醒下抜管を行いますが、状況によっては、深麻酔下抜管を検討します。
- 一般的な抜管の基準に、周術期の手術にともなう因子を加えて、総合的に抜管の可否を判断します。

▼ 覚醒下抜管と深麻酔下抜管の比較

	覚醒下抜管	深麻酔下抜管
適応利点	・覚醒を確認することで、気道防御反射が維持される（誤嚥しにくい） ・十分な呼吸の回復が確認できる（上気道が閉塞しにくい）	・気管支喘息を合併し、抜管時の刺激による気管支平滑筋の収縮を避けたいとき ・咳反射、いきみを抑制したいとき（中耳手術、眼科手術、腹壁・鼠径ヘルニアなど）
欠点	・気管支喘息患者さんでは、発作誘発のリスク	・気道閉塞や誤嚥の危険が高まる ・呼吸状態の回復が不十分なリスク ・抜管後意識回復まで、十分な観察が必要 ・経口もしくは経鼻エアウェイの挿入が必要な可能性大

▼ 一般的な覚醒下抜管の基準

①麻酔からの覚醒が良好
②安定した体温（36℃以上）
③バイタルサインの安定
④筋弛緩からの回復
⑤咳反射、嚥下反射などの生体防御反射の回復
⑥十分な換気量がある
⑦抜管しても気道閉塞・誤嚥の危険性がない
⑧再挿入が比較的容易（困難な場合は要検討）
⑨肺での酸素化（ガス交換能）の維持
⑩気管挿管の再挿管困難は否定的
⑪気道内分泌物のコントロールが可能

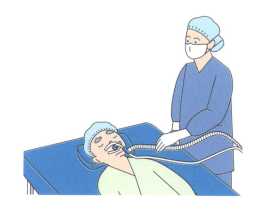

▼ 抜管のリスク因子となる周術期の因子

気道の状態変化	浮腫（輸液や輸血） 出血 血腫
気道確保の困難性 （気道へのアクセスの制限）	気道手術、頸部可動性制限（ハローベスト、頸椎固定や顎間固定など）
全身状態の悪化	呼吸機能、ガス交換能の低下 循環動態不安定（再度の手術のリスク） 神経学的損傷や体温変化

一般的な抜管の手順

▼ 一般的な抜管の手順

麻酔薬の中止 → **吸引** → **意識・呼吸などの確認** →

必要に応じて筋弛緩薬の拮抗（回復薬の投与）

気管チューブ内の分泌物（喀痰）と口腔内の分泌物（唾液）を吸引

呼名開眼、離握手、自発呼吸の出現を確認

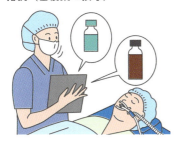 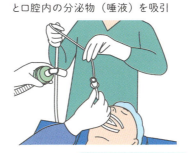 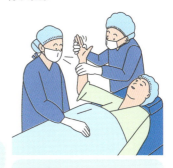

抜管前に行うこともある

呼名開眼、離握手は抜管後に行うこともある

→ **抜管** → **胃管の抜去**

胸部聴診で湿性ラ音などの喀痰貯留徴候がないことを確認し、慎重に気管チューブの固定テープをはがす

消化管の手術では主治医に抜去の可否を確認

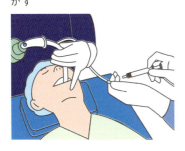 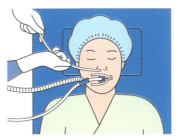

なんで？どうして？

抜管後にファーラー位で呼吸状態を観察することがあるのはなぜ？

腹部臓器、横隔膜が重力で肺を圧迫しないため、呼吸が楽になること、胃液の逆流、誤嚥防止の意味から、ファーラー位で様子をみることがあります。

▼ ファーラー位

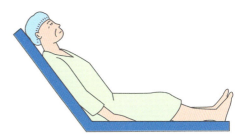

仰臥位で下肢を水平にしたまま、上半身を45°程度上げた半坐位

5章 麻酔のキホン

抜管後の患者状態の観察と対応

- 抜管前に患者さんが感じていた挿管の苦痛（気管チューブの刺激）が抜管後にはなくなるため、再鎮静がおこる可能性があります。
- スガマデクスは迅速・安全に筋弛緩薬ロクロニウムを拮抗できる薬剤ですが、投与後は呼吸状態をはじめとした**術後のモニタリングが重要**です。
- 上気道の閉塞を疑うシーソー（奇異性）呼吸パターンや **Tracheal tug** を見逃さないようにします。
- 上気道閉塞に対して、口腔内の吸痰や用手的気道確保で対応できなければ、すぐに用手的なマスク換気を行います。
- 喉頭けいれんにも注意し、必要に応じて再鎮静や筋弛緩薬で対応します。
- 甲状腺や食道の手術後は、反回神経麻痺を合併するリスクがあります。気管支ファイバースコープでの声帯の可動性のチェックや、最近はエコーによる軟骨の外側への移動の観察も試みられています。
- 胸部X線（レントゲン）で、無気肺、肺うっ血、肺水腫の有無などをチェックし、頸部や肺野の聴診にて、気道狭窄の有無やエア入りを確認します。抜管時は、麻酔覚醒、呼吸循環が不安定で不穏に陥る場合もあるので、念頭に置きます。

過小投与や腎機能低下の患者さんなどでは、再筋弛緩がかかる場合があるため、注意が必要

吸気時に高い陰圧がかかると、喉頭（輪状軟骨）が下方に引っ張られる

▼ シーソー（奇異性）呼吸

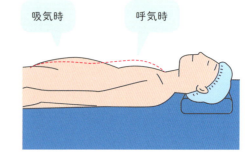

▼ Tracheal tug

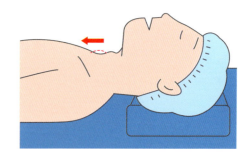

なんで？ どうして？

肺血栓塞栓症って、なにに気をつければいいの？

　下肢の深部静脈血栓症から肺血栓塞栓症を予防する弾性ストッキングや、間欠的下肢圧迫装置の装着状態を確認し、申し送りを行います。近年、術後に各種の抗凝固薬を用いた予防措置も行うことも多く、術後の抗凝固療法の有無を知ることは周術期管理を担うチームの一員として、有意義です。

▼ チューブエクスチェンジャーによる気管チューブの交換

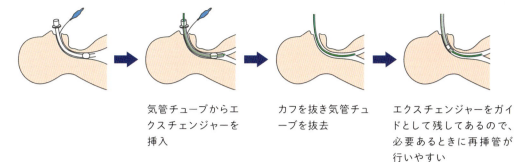

気管チューブからエクスチェンジャーを挿入 → カフを抜き気管チューブを抜去 → エクスチェンジャーをガイドとして残してあるので、必要あるときに再挿管が行いやすい

気道確保困難の患者さんでの抜管時には、再挿管を容易にするため、チューブエクスチェンジャーを残した抜管を検討、施行する

▼ Aldrete（アルドレート）スコア

麻酔覚醒後の回復評価に用いられる基準
手術後の患者さんを一般病室へ戻す参考になる

評価項目	評価内容	スコア
身体活動性	命令に従って手足を適切に動かすことができる	2
	命令に従って手足を動かせるが、動きが緩慢である	1
	命令に従って手足を動かすことができない	0
呼吸	深呼吸と十分な咳ができる	2
	呼吸困難もしくは自発呼吸が10回／分未満	1
	無呼吸	0
循環	血圧が処置前の値より±20mmHg	2
	血圧が処置前の値より±21〜49mmHg	1
	血圧が処置前の値より±50mmHg	0
意識レベル	全覚醒	2
	呼名で覚醒	1
	無反応	0
酸素飽和度	空気で酸素飽和度≧92%を維持できる	2
	酸素飽和度≧92%を維持するのに酸素が必要	1
	酸素投与しても酸素飽和<90%	0

※合計点数10点満点で評価する
5点以下：回復室に入室させ、バイタルサインを監視する
6〜8点：一般病棟に移動可能であるが、病棟でバイタルサインの監視を継続する
9点および10点：外来手術では、帰宅可能。ただし、患者を家で監視する責任のある成人の付き添いのもとに帰宅することが条件となる。一般病棟でも特別な監視は必要ない

どんな人にも希望がある。そして、自分も。一度きりの人生、全力で取り組もう。

新人ナースあるあるメモ

はじめての気管チューブ抜管の介助

間違えた！困った！

麻酔科医「吸痰と口腔内吸引も終わって、麻酔覚醒も良好。自発呼吸も一回換気量、呼吸回数ともにしっかり出てます。もうすぐ抜管するよ。何をしてもらいたいかわかる？」

新人ナース「はい。そばにいるだけですよね」

麻酔科医「うーん。でもいいけど、気管チューブのカフを抜いてほしいんだけど…」

新人ナース「カフの空気ですね。挿管のときと逆ですね。カフ用シリンジで抜きます」

麻酔科医「待って！タイミングが大事だから」…「はい。今、抜いて」

新人ナース「わかりました。はい」

麻酔科医「これじゃあ、まだ空気はしっかり完全に抜けてないよ」

こうすればだいじょうぶ！ シリンジをしっかりカフのパイロットバルーンに差し込んで、空気を抜こう。抜いてもらったつもりが抜けていないことを防ぐために、エキスパートの麻酔科医は、確実にカフのパイロットバルーンの空気が抜けたことを目視して抜管しているよ。

ケアのポイント　抜管後の注意

- ✓ 意識レベルの低下はないか？→呼名開眼を確認しよう
- ✓ 術後せん妄の可能性はないか？→不穏行動の有無を確認しよう
- ✓ 上気道閉塞はないか？→呼吸パターン、呼吸回数を視診、聴診にて確認しよう
- ✓ 末梢循環の異常はないか？→下肢の足背動脈、後脛骨動脈の触知、色調、冷感を確認しよう
- ✓ 神経学的な異常はないか？→四肢の運動麻痺、知覚異常（しびれの有無）などを確認しよう
- ✓ 同一体位にともなう皮膚障害はないか？
- ✓ 体温低下にともなうシバリングの有無はないか？

［植木隆介］

6章 手術室モニタリングのキホン

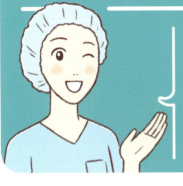

手術侵襲という侵害刺激から患者さんを守るために麻酔は必要ですが、麻酔により呼吸、循環、神経系などが抑制されるため、バイタルサイン（血圧、脈拍、呼吸、体温）をモニタリングする必要があります。必須基本モニターは自動血圧計、心電図、パルスオキシメータの3つです。
まず知っておきたいキホンのところをお話しします。

1｜循環モニタリング

▼ 新人看護師さんがまず手術室で目にするモニター

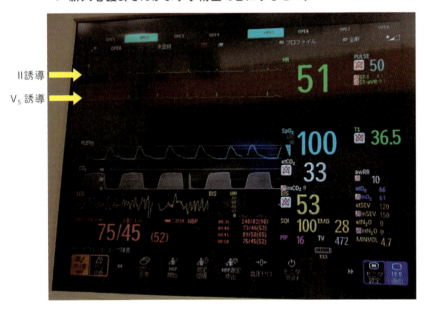

- 上の写真のようなモニターだけ見ると、「たくさんの数字があり難しい」「とっさにいろんなことを判断できるのか？」と思うかもしれません。僕たち麻酔科医も研修医時代はじめて目にしたときは不安に思っていました。
- まず、今どこに注目しなければいけないのか、実際に先輩の着眼点や動きを見ることでわかってもらえればと思い、まずは最低限、新人看護師になっておさえていただきたい循環モニターについてお話しします。

心電図モニター

- 心電図異常を見過ごすと、心臓の機能低下を見落とすことにつながり、血圧低下、意識消失から心停止が生じることがあります。
- 心電図モニターは、12誘導心電図検査とは異なり、患者さんに電極を装着しリアルタイムに出現する波形や脈拍、リズムの変化をアラームとして伝えるモニター機器です。
- 基本的に3点誘導で四肢誘導（I、II、III、aV_R、aV_L、aV_F）をモニタリングします。
- 通常は肢誘導の**II誘導**が用いられます。 ← P波が大きくて見やすく、不整脈を発見しやすいため
- 虚血性変化を見たいときには、5点誘導とし、虚血時に変化が現れやすい左側胸部誘導V_5をII誘導に追加してモニタリングします。

▼ 3点誘導（II誘導）

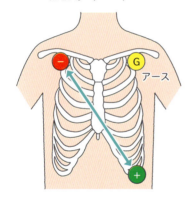

▼ 5点誘導

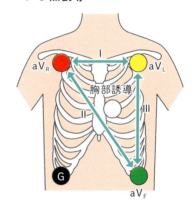

五感を大切に！

- 心拍数と**リズム**は、モニターを見るだけでなく"耳で聞く"ことができます。音で不整脈の有無はわかります。 ← 不整、徐脈、頻脈
- 麻酔科医は、手技中はモニターを直視できず耳でリズムを確認しています。

正常な心電図波形を理解しよう

- 正常な心電図波形を理解することが重要です。
- 正常な心電図を自分でも描いてみてください。

▼ モニター心電図の正常な波形

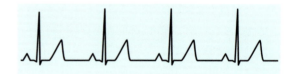

見逃せない不整脈

- あやしい波形を見つけたら、まずは間違っていてもいいから、すぐ麻酔科医、先輩看護師に報告しましょう。
- 術中、**致死性不整脈**や**虚血性心疾患**を発見することが重要です。
- 発見時は報告と同時に、**パルスオキシメータの値**に注目し変化があるかどうか？ 電気メスのノイズや体動が影響してないか？ 心電図の電極が外れていないか調べましょう。

> 致死性不整脈 → 無脈性電気活動、心室細動、心室粗動、心静止
> 虚血性心疾患 → 心筋梗塞、狭心症
> パルスオキシメータの値 → 経皮的動脈血酸素飽和度（SpO_2）

無脈性電気活動（PEA）

- pulseless electrical activity の略で、心電図に QRS 波形が出ているのに、**中心動脈**で脈を触れない状態をいいます。
- 心電図の QRS 波形が出ていて、SpO_2 の波形が出ていなければ、中心動脈を触れ脈を確認し、血圧測定を行う必要があります。
- 原因には大出血などの急激な循環血液量減少、**低酸素血症**、**心タンポナーデ**などの病態があり、心肺蘇生を行います。

▼ PEA の波形　　正常心電図と同じ！

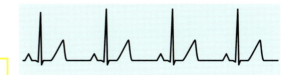

> 中心動脈 → 内頚動脈や大腿動脈
> 低酸素血症 → 肺の障害があり血液中の酸素が不足している状態
> 心タンポナーデ → 大量の心膜液貯留により心室の拡張障害をきたし、著しい静脈還流障害が出現し心拍出量が低下した状態

▼ 心タンポナーデ

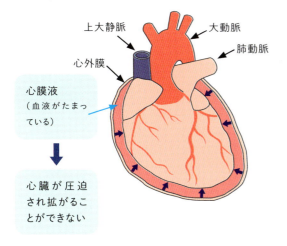

▼ 中心動脈の触れかた

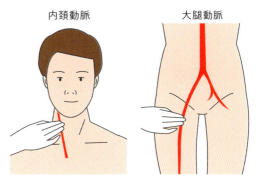

心室細動・心室頻拍

- 心室細動（VF）は、心室が細かくふるえるだけで、心室全体としての収縮を行えない状態です。
- 心室頻拍（VT）は、心室で異常に早い収縮があり一応のリズムはある状態です。QRS幅が広いものは**心室性リズム**と考えられ、不整脈が連続することで容易に重篤化します。
- VFやVTになれば心肺蘇生を行います。電気的除細動器を準備し、使用できる状態にしましょう。
- 注意すべき点として、VFやVT波形であっても、電気メスのノイズや手術操作（洗浄など）の影響により正常波形から異常波形に変化していることがあります。必ずSpO_2の波形や値を確認しましょう。

心静止（asystole）

- まったくモニター上波形が出ない状況です。
- このようなときは、心電図の電極が外れていないかを確認します。SpO_2の波形や値を確認して、波形が出ていれば、単に電極が外れているだけの可能性があります。

虚血変化（myocardial ischemia）

- 心筋虚血とは、**心臓に送られる酸素の量**と**心臓が消費する酸素の量**のバランスがくずれ、心筋細胞の酸素が相対的に不足することです。
- 心筋虚血の場合は、ST低下を示します。術前や入室時からの心電図波形の変化を見逃さないことが重要です。
- ST低下を発見したら、血圧が低下していないか、**低酸素血症**になっていないかなどを確認します。

> SpO_2が低下していないかチェック！
> 低下している→換気ができているか、人工呼吸器が正常に作動しているか確認する

▼ 心室細動の波形　自分でも描いてみよう！

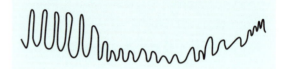

心臓の電気信号が心室から始まる

▼ 心室頻拍の波形　自分でも描いてみよう！

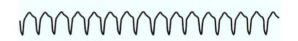

▼ 心静止の波形　自分でも描いてみよう！

▼ 心筋虚血の波形

正常　　　　　ST低下

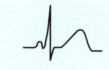 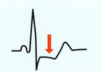

酸素供給量

酸素消費量

▼ 心筋虚血の原因

酸素供給量の低下

・出血や**アナフィラキシーショック**が原因の低血圧や貧血
・痛みのストレスによる**冠動脈攣縮**

酸素消費量の増加

・痛みや脱水が原因で生じる頻脈
・血圧上昇で生じる心収縮力の増加

> アレルゲンなどの侵入により、複数の臓器に全身性にアレルギー反応がひきおこされ、生命に危機を与えうる過敏反応がおこり、血圧低下や意識障害をともなう

> 冠動脈が異常に収縮する状態

🖉 新人ナースあるあるメモ

モニター心電図問題①

🟥 **間違えた！困った！**

モニターに心電図波形が見られないことに気づいた新人ナース。あわてて「先生！心静止です！」

🟥 **こうすればだいじょうぶ！**

さて、実際は…SpO₂は波形が見えている!?　心電図の電極が外れていただけ。

▼ モニター心電図問題①

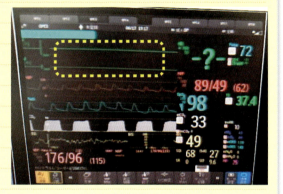

🖉 新人ナースあるあるメモ

モニター心電図問題②

🟥 **間違えた！困った！**

モニターに異常を見つけた新人ナース。これはなんだろう？　あわてて「先輩！心電図がなんかへんです…」

🟥 **こうすればだいじょうぶ！**

さて、実際は…電気メスのノイズが入っている状態。

▼ モニター心電図問題②

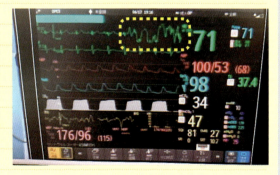

血圧モニター

血圧とは?

- 血圧は、心臓が血液を送り出す力と、その血液が通る血管の状態により、なりたっています。
- 組織に栄養を送り届けるのが血液で、液体である血液を動かす力が圧力、すなわち血圧です。

▼ 血圧の測定式

血圧 = 心拍出量 × 末梢血管抵抗

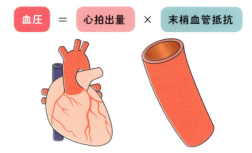

▼ 平均動脈圧　周術期には注目しよう!

平均動脈圧 = 拡張期血圧 +（収縮期血圧−拡張期血圧）／3

- 平均血圧は臓器血流を実質的に想定している。最低でも60mmHgを下回らないようにする
- 高血圧患者さんでは、重要臓器の自己調節能が高く設定されているため±30％以内の変化にとどめる

下げすぎ→脳虚血、心筋虚血、腎不全を招く
上げすぎ→脳出血、心筋虚血を招く

（文献1を参考に作成）

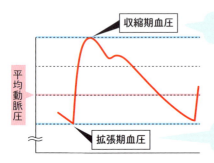

- 収縮期血圧：心臓がぎゅっと縮んで血液を送り出すときの血圧
- 拡張期血圧：心臓が広がって血液を中に取り込むときの血圧
- 平均動脈圧

血圧の測り方

- 血圧は、手術室でもマンシェットを用いて測定します。
- 基本的には**点滴が入っている対側の上腕**にマンシェットを巻きます。
- 正しいマンシェットの選択をします。手術室には数種類の大きさがありますが、患者さんに応じて適切な選択をしないと、その数値の正確な評価ができないことがあります。
- 手術室では血圧は基本的に5分間隔で入室時から退室時まで測定されます。

例外：脳梗塞、神経疾患で麻痺がある側、透析患者さんのシャント側、乳がん術後患者さんの手術側（とくにリンパ節郭清側）には、巻かない
→点滴側、もしくは足に巻くが、点滴側に巻く場合は逆流防止弁を使用する

▼ 逆流防止弁

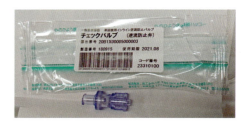

▼ 正しいマンシェットの選び方と巻き方

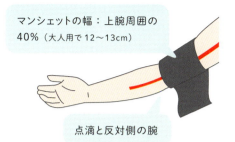

マンシェットの幅：上腕周囲の40%（大人用で12〜13cm）

点滴と反対側の腕

【血圧】

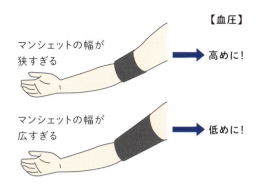

マンシェットの幅が狭すぎる → 高めに！

マンシェットの幅が広すぎる → 低めに！

なんで？どうして？

なぜ5分間隔で血圧を見ていくことが重要なの？

　手術室では"変化"をいち早く見つけることが大切です。血圧が高い、低いだけに注目するのではなくなぜそのような数値になるかが大事です。周術期においては、さまざまな原因で血圧が上昇したり、低下したりします。そのため、麻酔科医は5分間隔で血圧測定し、その変動があればその原因を検索し、常に患者さんにとっての最適な血圧を維持しようと努力しているのです。

▼ 周術期に血圧が上昇するのはどんなとき？

- 言うまでもなく麻酔が不十分であり痛みをともなうとき
- 覚醒時（覚醒するとき挿管されていればその苦痛をともなう）
- 麻酔科医が輸液を行い循環血液量を増やしたとき
- 麻酔科医が昇圧薬を投与したとき

▼ 周術期に血圧が低下するのはどんなとき？

- 麻酔薬使用時（全身麻酔、脊髄くも膜下麻酔、硬膜外麻酔時の静脈麻酔薬、吸入麻酔薬、麻薬などの使用）
- 降圧薬、冠血管拡張薬の使用
- 出血
- アレルギー
- 迷走神経反射
- 肺塞栓
- 心タンポナーデ
- 重症不整脈
- 心筋梗塞
- 敗血症

🖊 新人ナースあるあるメモ

血圧測定

【間違えた！困った！】　手術室でのはじめての血圧測定。気をつけて正しくマンシェットを巻いて測定スタートしたら、患者さんが「痛い！」と声をあげた。

【こうすればだいじょうぶ！】　初回測定時はわれわれが思っている以上の血圧まで圧がかかり、患者さんには痛みをともなうことがある。患者さんに「血圧を測りますね。普段よりも圧がかかり痛みをともなうことがありますが、すぐおわりますからだいじょうぶですよ」とひと声かけると、安心される。患者さんに入室時緊張と不安があり、血圧が普段より高めに出ることがある。ちょっと頭の片隅に置いておこう。

［中本志郎］

2｜呼吸モニタリング

- 手術室で必ず使用する 2 つの主要モニターであるパルスオキシメータとカプノメータについて、説明します。

パルスオキシメータ

なにを測定している？

- 動脈血酸素飽和度（SaO_2）を反映する経皮的酸素飽和度（SpO_2）と脈拍を連続的に測定しています。
- 心拍動音は、SpO_2 の値に合わせて音程が変わります。値が下がれば音も低くなります。音の変化に敏感になりましょう。

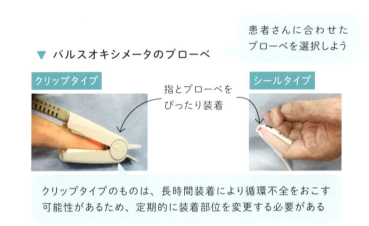

▼ パルスオキシメータのプローベ

患者さんに合わせたプローベを選択しよう

クリップタイプ ／ シールタイプ
指とプローベをぴったり装着

クリップタイプのものは、長時間装着により循環不全をおこす可能性があるため、定期的に装着部位を変更する必要がある

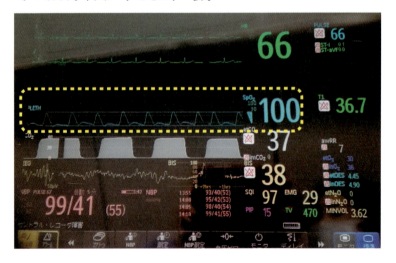

▼ パルスオキシメータのモニター表示

酸素飽和度ってなに?

- 酸素飽和度とは、全ヘモグロビンに対する酸素ヘモグロビンの割合です。
- ヘモグロビンは肺で酸素を受け取ると酸素ヘモグロビン（HbO_2）となり酸素を運び、末梢組織で酸素を放出すると還元ヘモグロビン（Hb）となります。
- 酸素運搬能のある HbO_2 の割合が、酸素飽和度となります。

▼ SpO_2 の基準値　大まかな目安

95～100%：安静時
90～95%：要注意
90%以下：なんらかの積極的な対処が必要

▼ 酸素飽和度

酸素飽和度（%） = $HbO_2 \times 100$ ／ （HbO_2 + Hb）

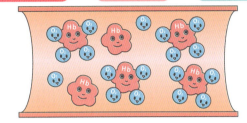

なんで？どうして？

どうして酸素飽和度の測定が必要なの？

　生命を維持するためには各臓器に酸素が必要で、肺で取り込まれた酸素は動脈血によって各臓器に運搬されます。動脈血に含まれる酸素の大半は赤血球内のヘモグロビンに結合した状態、つまり HbO_2 として存在します。したがって、動脈血の酸素飽和度を測定することで、からだに十分な酸素が供給されているかを評価することができるのです。
　ちなみに酸素飽和度は、測定する方法により記載方法が変化します。
SaO_2：動脈血で測定した酸素飽和度（血液ガス分析装置）
SpO_2：パルスオキシメータで測定した酸素飽和度

どのように測定している？

- あらゆる物質はある特定の波長の光を吸収し、それ以外の光は反射あるいは透過する性質を持っています。
- 血液においては、HbO_2 は波長 940nm、Hb は波長 660nm と異なる波長の光を吸収します。パルスオキシメータは、この2種類の波長の光を発光部から放ち、受光部でその吸光度を測ることで測定しています。
- 発光部から受光部まで種々の組織を光は通過してきますが、唯一拍動している動脈成分だけを分離することで、SpO_2 を測定しています。

▼ パルスオキシメータ測定値に影響を与える因子

患者側の要因
・測定部位の血流低下（浮腫、皮膚障害、末梢循環不全、低体温など） ・体動 ・マニキュア（コーティングが光伝達を低下、青や緑のものでは5%程度低下する） ・色素注入（メチレンブルー、インジゴカルミンなど。実際の値より低くなる）

その他の要因
・強い光が外部からあたっている（アルミホイルによるプローベ遮光が有効） ・電気メスによる電気的干渉

どのようにプローベを装着するの？

- 経皮的という言葉どおり、皮膚を介して測定するので、プローベを患者さんの皮膚に装着します。
- 装着する前にはセンサーが発光しているかを確認し、発光部が爪に当たるように装着します。
- **装着する部位**は一般的には手指が多いですが、足趾、耳朶も可能で、新生児であれば手首、手の甲、足背でも測定できます。

▼ プローベ装着のポイント

- 血圧計と反対側の手指に装着する
- 受光部と発光部が指を挟んで真反対になっている（指先の厚さが厚すぎると測定できない）
- プローベと指がぴったり装着されている

> レスポンス時間は装着部位により異なり、耳朶：10秒、手指：25～35秒、足趾：60秒といわれている　SpO_2 が低下したときには、すでに低酸素が進んでいることがあるので注意しよう

▼ プローベの装着部位

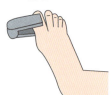

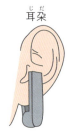

▼ 新生児の場合

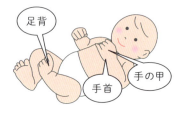

📝 新人ナースあるあるメモ

パルスオキシメータ

間違えた！困った！　患者入室後パルスオキシメータのプローベを装着したけれど、なかなか SpO_2 値がうまく出ない。どうしたらいいの？

こうすればだいじょうぶ！　うまく SpO_2 値が出ない場合は、落ち着いて原因を考え、ひとつずつ解決してみよう。そのために、どんな因子が測定値に影響を与えるのか知っておこう。測定誤差なのか？　真の SpO_2 低下なのか？　を見極めよう。

カプノメータ

なにを測定している?
- 呼気中の二酸化炭素の濃度を測定しています。
- 呼気の終わりに得られる二酸化炭素濃度を呼気終末二酸化炭素分圧（$P_{ET}CO_2$）といい、その値の変化を表す曲線をカプノグラムといいます。

▼ カプノメータのモニター表示

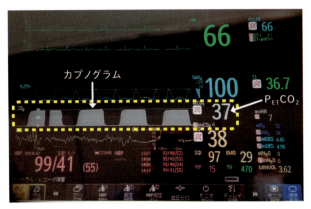

▼ $P_{ET}CO_2$ の基準値

35～45mmHg
＊適切な換気が維持されている場合は、$PaCO_2$ よりも 2～5mmHg 程度低い値となる

換気にかかわっていない気管チューブなどのガスが混合して、二酸化炭素濃度が薄まるため

なんで？ どうして？

どうして呼気の二酸化炭素（CO_2）の測定が必要なの？

　換気の状態をあらわす指標に動脈血の二酸化炭素分圧（$PaCO_2$）がありますが、これは動脈血を採取して血液ガス分析装置で解析しなければ出せません。しかし、カプノメータで測定する $P_{ET}CO_2$ から $PaCO_2$ を推測することができるため、適切な換気がなされているかを非侵襲的にリアルタイムに監視することができます。
　$P_{ET}CO_2$ は換気のモニタリングとして重要ですが、肺血流が減少途絶すると、肺への CO_2 運搬が低下して値が低下するため、循環代謝のモニタリングとしても有用性が高く不可欠な存在となっています。

▼ $P_{ET}CO_2$ 変動の因子

$P_{ET}CO_2$ 上昇
・低換気
・代謝亢進（発熱・悪性高熱などにより CO_2 産生増加）
・心拍出量増加
・CO_2 再呼吸（二酸化炭素吸収剤の消耗など）
・腹腔鏡手術の気腹の影響

$P_{ET}CO_2$ 低下
・過換気
・代謝減少（低体温）
・肺塞栓
・循環虚脱（ショックなど）、
・人工呼吸器のリーク・外れ

▼ カプノメータの接続

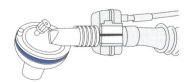

6章 手術室モニタリングのキホン

カプノグラムはどのように見るの？

- カプノグラムは、吸気および呼気の二酸化炭素分圧を連続的に測定し、経時的に曲線で表しています。
- カプノグラムの波形や推移からさまざまなことがわかり、麻酔中におこるトラブルの早期発見におおいに役立っています。

▼ 正常なカプノグラムとその見方

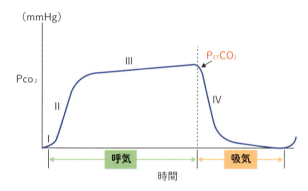

第Ⅰ相：曲線は基線にとどまっている。人工鼻や気管チューブと気管など解剖学的死腔からはじめに呼出されるガスなので、二酸化炭素を含まない

第Ⅱ相：肺胞からのCO_2を含んだガスが解剖学的死腔のガスと混合して排出されてくるため二酸化炭素分圧が徐々に上昇する

第Ⅲ相：肺胞気が出されて濃度が一定になる部分。**最終点**が呼気終末二酸化炭素分圧（$P_{ET}CO_2$）を示す

第Ⅳ相：吸気相で急激に二酸化炭素濃度が低下して0に至る部分

▼ さまざまなカプノグラム

速やかに対応しよう

正常

基線の上昇

再呼吸の所見
呼気弁の異常、二酸化炭素吸収剤の劣化など

波形の消失

食道挿管
はじめは嚥下したガスのため低値のCO_2が検出されることもあり

右あがり

呼気延長の所見
気道狭窄、慢性閉塞性肺疾患、喘息など

プラトー部分が途中で低下

呼吸回路の外れや気管チューブのリークなど

プラトー部分の切れ込み

自発呼吸の出現

$P_{ET}CO_2$値の突然の低下

肺塞栓

［小林喜子］

3 | 体温モニタリング

- 低体温になると、周術期の心血管系合併症、手術部位感染（SSI）、出血量の増加、止血凝固系の異常、麻酔からの覚醒遅延などを招きます。
- 入院日数の延長にもつながるため、適切に中枢温をモニターしましょう。前額部深部温、鼓膜温、食道温、血液温が中枢温に相当します。正常な中枢温は37℃です。
- さまざまな体温測定部位と特徴を理解し、体温モニタリングを行いましょう。

▼ 体温測定部位と特徴

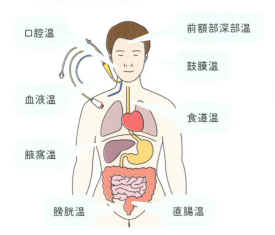

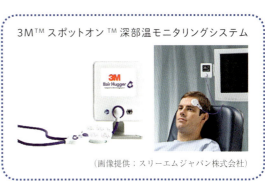

（画像提供：スリーエムジャパン株式会社）

膀胱温プローブ

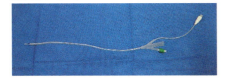

直腸温プローブ

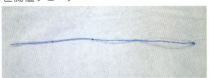

▼ 全身麻酔による中枢温の変化

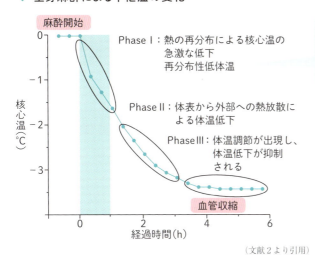

Phase I：熱の再分布による核心温の急激な低下　再分布性低体温
Phase II：体表から外部への熱放散による体温低下
Phase III：体温調節が出現し、体温低下が抑制される

（文献2より引用）

全身麻酔の導入により、急速な血管拡張がおこる。それにより、身体深部から末梢へ急速に熱が移行し、麻酔導入から1時間以内に中枢温（核心温）が約1.6℃低下する

ケアのポイント

- ✓ 室温を保持しよう（26℃前後）
- ✓ 体表面を被覆しよう
- ✓ 手術台を加温しよう
- ✓ 温風ブランケットで加温をしよう

体温モニタリングを行い、温もりのある手術看護を行おう。

モニター部位	特徴	使用できる手術
血液温	正確で感度がよい 肺動脈（スワン・ガンツ）カテーテルの挿入を必要とする	肺動脈カテーテルが挿入されているすべての手術
食道温	食道下部1/3に留置することで、心臓の温度（血液温）ときわめて高い相関を示す プローブ挿入時は粘膜損傷、穿孔の危険性がある	頭部、顔面、上部消化管以外の手術
鼓膜温	非接触型のプローブにより非侵襲的かつ衛生的に連続測定が可能である プローブと装着部位の間に隙間があると低く測定される	頭部、顔面以外の手術（プローブと装着部位の間に隙間がないことが前提）
膀胱温	サーミスタ付き膀胱カテーテルで測定する 尿量の影響で低く測定される場合がある	下腹部、尿路系以外の手術（膀胱内に尿があることが前提）
直腸温	排便の影響で中枢温よりも低く測定される場合がある 挿入時に直腸損傷の危険がある（成人で5〜6cm、乳幼児で約3cm挿入する）	下腹部以外の手術（しっかりと挿入されていることが前提）
口腔温	唾液の影響で中枢温よりも低く測定される場合がある 信頼性は高くない	侵襲がないためきわめて短時間で終了する小手術
前額部深部温	特殊なモニター機器を必要とするが、血流が豊富な頭部で衛生的に測定できる	頭部、顔面以外の手術
腋窩温	腋窩を3分以上閉鎖腔として測定する必要がある 実際は皮膚表面の温度の影響を受けて、中枢温よりも低く測定される場合がある 信頼性は高くない	侵襲がないためきわめて短時間で終了する小手術

（文献2より引用改変）

体温喪失のメカニズム

- 手術患者さんは、麻酔導入後の急速な熱の再分布と放射、蒸散、伝導、対流などのメカニズムにより体温が低下します。
- 麻酔導入前に**手術室環境を整えて**、末梢温の低下を防ぎましょう。
- 術前訪問時に、患者さんが病棟を出る
- ときにはズボン上着を着用することなどの説明を行いましょう。

手術台の加温や室温の調整

▼ 全身麻酔による物理的熱移動

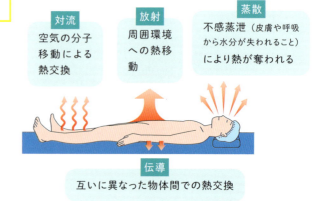

対流：空気の分子移動による熱交換
放射：周囲環境への熱移動
蒸散：不感蒸泄（皮膚や呼吸から水分が失われること）により熱が奪われる
伝導：互いに異なった物体間での熱交換

（文献3を参考に作成）

悪性高熱

- 悪性高熱は常染色体優性の遺伝性疾患で、若い男性を中心に1万〜8万人に1人程度の発症率といわれています。
- 全身麻酔中や術後、吸入麻酔薬、**脱分極性筋弛緩薬**などがトリガーとなって発症する骨格筋の熱産生増加による急速な体温上昇です。　　　スキサメトニウムなど
- 発生率は少ないですが、必ず知っておかなければいけない致死的合併症です。

▼ 悪性高熱の発症と素因

発症	・30歳代以下の男性に多い ・男女ともに小児期の発症が多い
素因	・血縁者の麻酔歴と悪性高熱症発症の有無 ・悪性高熱症の素因となる筋疾患（Central Core 病、Multi-minicore 病、King-Denborough 症候群、Congenital fiber type disproportion；CFTD など） ・成育歴で運動発達（歩行開始など）の遅れ ・先天性ミオパチーを疑う所見（近位筋の筋力低下、高口蓋、側弯、眼瞼下垂、関節拘縮など）

▼ 悪性高熱の診断基準

麻酔中の最高体温40℃以上あるいは麻酔中の最高体温は38℃以上40℃未満であるが、体温上昇速度が0.5℃/15分間（2℃/1時間）以上で下記の症状を認めるもの

- 原因不明の頻脈、不整脈、血圧変動
- 異常な呼吸（過呼吸）：呼吸性および代謝性アシドーシス
- 筋強直（咬筋、その他）
- 赤褐色尿（ミオグロビン尿）
- 血液の暗赤色化：PO_2の低下
- 高カリウム血症、CK、GOT、GPT、LDHの上昇
- 異常な発汗
- 今までみられなかった異常な出血傾向

▼ 悪性高熱の対処法

- 人員・物品を集める
- ダントロレンナトリウムの投与
- 全身のクーリング
- トリガーとなる麻酔薬の使用中止
- 吸入麻酔薬に曝露した可能性のある麻酔器、麻酔回路、ソーダライム、マスクなどの交換
- 100%酸素での過換気の調節呼吸
- 手術、麻酔をなるべく早く終了する

▼ ダントロレンを投与するタイミング（日本麻酔科学会ガイドラインによる）

- 全身麻酔中に説明のできない$P_{ET}CO_2$の高値があるとき
- または悪性高熱を疑う以下の症状があるとき
  原因不明の頻脈
  体温上昇速度 ≧ 0.5℃/15分
  体温 ≧ 38.8℃
  開口障害
  筋強直
  コーラ色の尿
  代謝性アシドーシス（BE ≦ -8.0）
  $PaCO_2 < P_{ET}CO_2$
- ＊ダントロレンは蒸留水で溶解するのでなかなか溶けないため、そのための人員が1名必要となる

［河野幸一］

4 | そのほかのモニタリング

- 安全な麻酔のためには、麻酔の影響による患者さんの状態を把握することが必要です。そのために必要な筋弛緩モニターと脳波モニターについて、お話しします。

筋弛緩モニター

装着部位と装着方法

- 筋弛緩モニターは、顔面神経、後脛骨神経、尺骨神経などを刺激部位として使用します。
- おもに尺骨神経刺激により、母指内転筋の収縮反応をみることが多いです。
- 母指内転筋が選択されるのは、尺骨神経にしかつながっておらず、ほかの神経の影響を受けないことと、母指内転筋が収縮することによる筋力を測定することができる場所だからです。

▼ 筋弛緩モニターの装着部位

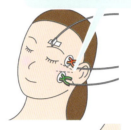
皺眉筋が収縮する顔面神経の枝を刺激

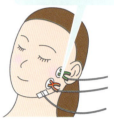
咬筋が収縮する顔面神経の枝を刺激

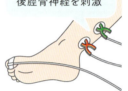
後脛骨神経を刺激

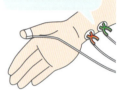
尺骨神経を刺激

▼ 筋弛緩モニターの装着方法

①電気抵抗を減らすために、電極を貼る部位をアルコール綿で拭く

エラー表示

電気抵抗が高い （点滅）　　断線などで電極を認識しない （点滅）

②手首の尺骨神経上に電極を貼付する

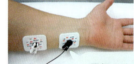

電極はくっつけないようにし、クリップは末梢側に黒を付けよう

③TOF比をはかる場合は加速度センサーも付ける

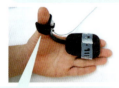

母指内転筋の収縮で指が動く方向に加速度センサーの凸の突起を合わせよう

エラー表示

適切に取り付けられていない
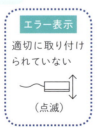（点滅）

③鎮痛薬・鎮静薬投与後に出力と感度を調整し、TOFボタンを押し、測定を開始する

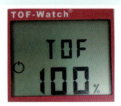

麻酔の覚醒時は、確実な筋弛緩の回復が必要だよ。

筋弛緩状態の評価

- TOFとPTCという方法があります。
- TOFは浅い筋弛緩状態の評価に、PTCはTOFの反応がまったくない深い筋弛緩状態の評価に用います。

▼ 筋弛緩モニターの数値の目安

TOFカウントが0	気管挿管
TOF反応が見られない深い鎮静	PTCで測定
TOF比が40%以下	手や足を拳上できない、一回換気量正常。吸気力や肺活量は減少
TOF比が70〜75%	十分に咳はでき、頭部を最低5秒間は拳上可能、握力は覚醒時の60%
TOF比が80%以上	肺活量も吸気力も正常
TOF比が90%以上	回復

（文献4を参考に作成）

▼ 筋弛緩モニターの評価方法

TOF（train of four）	PTC（post tetanic count）
・2Hz（2回/秒）の刺激を4回与え、それに対する4回の単収縮反応によって筋弛緩状態を判断する ・TOF刺激に反応した数をTOFカウント、最初の反応（T1）と4回目の反応（T4）の比（T4/T1）をTOF比とよぶ ・麻酔導入の際に筋弛緩薬投与後にTOFカウントが0になると、挿管のタイミング ・TOF比は、麻酔覚醒時に用いられることが多く、90%以上が安全な筋弛緩レベル	・50Hzの高頻度（テタヌス刺激）で5秒間刺激し、3秒間の休止後に、1Hz（1回/1秒）の単一刺激を連続して与え、それに反応する数をカウントする方法 ・PTCが5未満でバッキングがおこらないといわれており、腹腔鏡手術では0〜2で維持すると術野がよいといわれている

BISモニター

- 意識のモニターです。
- 静脈麻酔時のシリンジポンプの誤作動や吸入麻酔薬の投与忘れにより、患者さんは覚醒状態にあるのに、筋弛緩薬の投与で麻酔科医が覚醒に気づかない可能性があります。
- BIS（Bispectral Index）モニターを付けモニタリングすることにより、術中覚醒を少しでも予防することが必要です。

▼ BISモニターの電極の貼り方

- 適切な位置に貼付しよう
- 患者さんによっては貼る際に痛みを訴えることがあるので、「少し刺激があります」「チクチクします」などの声かけをしよう

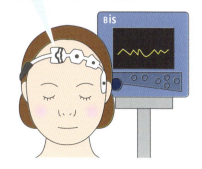

BISモニターでなにがわかる?

- BISモニターは大脳の前頭葉の脳波を解析し、BIS値として算出しています。
- 覚醒している状態では80〜100、手術中の麻酔は40〜60が適切といわれています。
- BISは数値のみの観察でなく、**波形**も観察しましょう!
- **BISの数値は30秒〜1分前の波形から計算した値**が、数値として表示されています。

> 覚醒時は細かく速い脳波で、麻酔が深くなるにつれ睡眠時の脳波のようなゆっくりとした大きな波形が出てくる

> 数値だけでなく、波形も見て、一歩先を読むナースをめざそう

▼ BIS値の意味するところ

BIS値	鎮静状態	臨床的意味
100	覚醒	
80〜90	覚醒の可能性あり	軽度〜中等度鎮静
70〜80	強い侵害刺激に反応	覚醒に近く中等度〜深い鎮静
60〜70	浅麻酔、健忘	術中覚醒の可能性は低いが否定はできない
40〜60	中等度麻酔、意識なし	手術の麻酔に適している
< 40	深い麻酔状態	バルビツレート昏睡、超低体温、burst and suppression
0	平坦脳波	

▼ BISモニター表示

EEG:リアルタイムに脳波の波形を表示

BIS:脳波を分析し、鎮静レベルに相当する指数を表示 麻酔中は40〜60が適正な麻酔深度

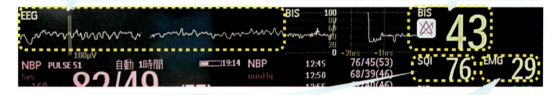

SQI:過去60秒間の脳波のうち、平坦脳波が出現した割合(%) 50%以上が良好な信号

EMG(筋電図):筋電活動の混入度を表す EMGの数値が高い→BIS値が増大 EMGの上昇→侵害受容性疼痛などが考えられる

最初は波形を読みとるのは難しいかも…ゆっくり学んでいこう。

新人ナースあるあるメモ

BISモニター

間違えた！困った！ BISモニターの電極を貼ったけれど、インピーダンスチェックがうまくいかなくて、どうしたらいいかわからない…。

こうすればだいじょうぶ！ インピーダンスチェックがうまくいかないのは、皮膚と電極の密着が悪く、電気抵抗が高いことが多い。うまくいかないときは、電極に通電性の高いゲルを塗布したり、電極を皮膚に押し付けてみよう。アルコール綿で電極を貼る部分を拭いてから貼ることも大切。

▼ インピーダンスチェック

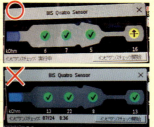

▼ いろいろなBIS波形

覚醒時

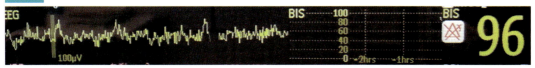

中等度の催眠状態：適切な麻酔深度（40～60）

適切な麻酔状態ではアルファ波とデルタ波がみられる

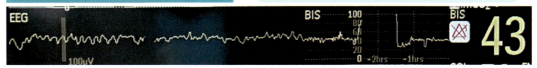

ケアのポイント　BISモニター

- ✓ "覚醒状態にあるのに、筋弛緩薬が効いている"状態の危険を知っておこう
- ✓ 電極を正しく貼ろう
- ✓ 刺激について患者さんに説明しよう

［河野幸一］

7章 手術室でよく使われる薬

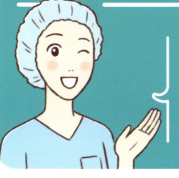

手術室でよく使われる薬は、病棟で使用する薬剤とはちょっとちがいます。ほぼすべてが注射薬だし、劇薬・毒薬・麻薬もあります。新人さんにとってはちょっと怖い感じがするかもしれません。それぞれの薬剤のきちんとした使い方を、少しずつ学んでいきましょう。

＊本書では、新人ナースに注目してほしいポイントにしぼって情報を記載しています。
＊本書の情報は2018年11月現在のものです。
＊本書の解説には、一部適応外（承認外）使用も含まれます。実際の使用にあたって、必ず個々の添付文書を参照し、その内容を十分に理解したうえでご使用ください。
＊本書の編集製作に際しては、最新の情報をふまえ、正確を期すよう努めておりますが、医学・医療の進歩により、記載内容は変更されることがあります。その場合、従来の治療や薬剤の使用による不測の事故に対し、著者および当社は責を負いかねます。
＊本文中の薬剤名は一般名です。

1｜吸入麻酔薬

こんな薬です
気体の薬剤で、吸うことによって肺から吸収され、血液→脳へと至り鎮静作用（意識を失う作用）を示す揮発性麻酔薬とガス麻酔薬である。揮発性麻酔薬のセボフルランやデスフルランは瓶入りの液体だが、専用の気化器を使って気体にし、吸入濃度を調節する。ガス麻酔薬の亜酸化窒素は気体の状態で院内配管や専用ボンベから供給される。

セボフルラン

- **適応** 全身麻酔の導入・維持、揮発性吸入麻酔薬
- **副作用** 悪性高熱症など

ナースが知っておきたいポイント
- ✓ 気道刺激性が低い（高い濃度で吸っても患者さんが咳き込まない）ので、点滴確保の難しい患者さんの麻酔導入に使用可能。
- ✓ 気管支拡張作用があり、手術中の喘息発作にも有効。
- ✓ 欠点は脂肪になじみやすいため、肥満患者さんでは覚醒遅延をおこすこともある。
- ✓ 悪性高熱症の素因のある患者さんでは使用しない。

全身麻酔の場合、患者さんは意識がありませんが、だからこそ心を込めましょう。

デスフルラン

- 適応 ▶ 全身麻酔の維持、揮発性吸入麻酔薬
- 副作用 ▶ 悪性高熱症など

ナースが知っておきたいポイント

- ✓ 気道刺激性が高いため、麻酔導入には使えない。
- ✓ 交感神経刺激作用があるので、急に高い濃度に変更してはいけない。
- ✓ 脂肪になじみにくいため、肥満患者さんでもさわやかな覚醒が望める。
- ✓ （デスフルランに限らず）低流量麻酔にすると、麻酔回路に水滴がたまるので注意。

亜酸化窒素

- 適応 ▶ 全身麻酔の導入、維持
- 副作用 ▶ 悪性高熱症など

ナースが知っておきたいポイント

- ✓ 気体の麻酔薬のなかで唯一鎮痛作用ももつ。
- ✓ 特徴として有名なのは、閉鎖腔（気管チューブのカフや鼓膜、腸閉塞になった腸など）にたまって膨張させること。腸閉塞合併の手術には使用できない。逆にこの効果により鼓室形成などで使用を依頼されることもある。

2｜鎮静薬

こんな薬です　全身麻酔の導入や維持、病棟での鎮静などに使用する。ここでは、静脈内投与する薬剤を紹介するが、吸入麻酔薬も使用目的は鎮静である。

プロポフォール

- 適応 ▶ 全身麻酔の導入、維持
- 副作用 ▶ プロポフォール症候群、肝機能低下、血管痛など

ナースが知っておきたいポイント

- ✓ 麻酔導入薬として使用するが、持続投与することで麻酔維持も可能。麻酔維持で使用すると室内汚染がないことが利点。
- ✓ セボフルランより術後の悪心・嘔吐が少ない。
- ✓ 集中治療での鎮静維持にもよく使用される。
- ✓ 欠点としては注入時の血管痛が有名。
- ✓ プロポフォール症候群は早期発見で重篤になるのを防ごう。
- ✓ 脂肪乳剤のため汚染に注意しよう。
- ✓ タマゴや大豆アレルギーの患者さんに使用できない。

ミダゾラム

- 適応 ▶ 全身麻酔の導入・維持、集中治療での人工呼吸中の鎮静など
- 副作用 ▶ 悪性症候群など

ナースが知っておきたいポイント

- ✓ ベンゾジアゼピン系の鎮静薬。
- ✓ 血圧、脈拍など循環動態に影響が少ないため、心疾患合併の患者さんや心臓外科手術の導入として使用されることが多い。
- ✓ ほかの麻酔導入用鎮静薬に比較すると覚醒までの時間に個人差があるが、拮抗薬（フルマゼニル）で拮抗できる。
- ✓ 集中治療などで小児の鎮静にもよく使われる。

チオペンタール
チアミラール

適応 全身麻酔の導入、局所麻酔中毒・子癇にともなう痙攣

副作用 悪性症候群など

ナースが知っておきたいポイント

- ✓ 古典的な麻酔導入用鎮静薬で静注薬。
- ✓ 気管支攣縮をみることがあり、重症喘息患者さんには禁忌。
- ✓ 溶解液は強アルカリ性のため、皮下にもれた場合組織が壊死する。投与前に点滴ルートがもれていないか確認する。
- ✓ 抗痙攣作用を期待して投与されることもある。

デクスメデトミジン

適応 挿管をともなわない手術、つまり局所麻酔（脊髄くも膜下麻酔も局所麻酔）で行う手術での鎮静
集中治療での適応は右記のとおり

副作用 呼吸抑制、徐脈など

ナースが知っておきたいポイント

- ✓ もともとは集中治療下人工呼吸管理の際に早期抜管が期待できる患者さんに対して使用する鎮静薬。
- ✓ 呼吸抑制も少なく、半覚醒状態をめざす薬剤。
- ✓ 患者さんが挿管状態を嫌がらないとされる。
- ✓ 深い鎮静には、プロポフォールなどほかの薬剤を併用する必要がある。

3 | 鎮痛薬

> **こんな薬です**
> 手術中や術後に鎮痛を目的として使用する。麻薬、麻薬拮抗性鎮痛薬、非ステロイド性消炎鎮痛薬、そのほかの薬剤について説明する。なお、局所麻酔薬は別項にまとめる。

フェンタニル

適応 全身麻酔における鎮痛、局所麻酔における鎮痛の補助、術後疼痛に対する鎮痛

副作用 呼吸抑制、筋強直、血圧低下など

ナースが知っておきたいポイント

- ✓ 麻薬。静注、硬膜外、くも膜下いずれにも投与できる。
- ✓ 術後管理として、呼吸抑制の影響はモルヒネなどにくらべると出にくいが、やはり呼吸回数などには注意が必要。嘔気、そう痒感もよくみられる。
- ✓ 使用時に「麻薬処方せん」が必要。
- ✓ 拮抗薬はナロキソン。

レミフェンタニル

適応 全身麻酔における鎮痛
静注のみの適応であり、脊髄くも膜下や硬膜外には投与不可

副作用 呼吸抑制、筋強直、血圧低下、徐脈など

ナースが知っておきたいポイント

- ✓ 麻薬。超短時間作用性で、持続静注で用いる。
- ✓ 手術後は十分効果が切れたことを確認してから退室させることが必要。三方活栓内や点滴回路内に残ったレミフェンタニルがほかの薬剤を投与する際に一気に投与され、病棟で呼吸抑制がおきた事例も報告されている。
- ✓ 使用時は「麻薬処方せん」が必要。

モルヒネ

- **適応** 麻酔前投薬、麻酔補助、硬膜外、くも膜下投与も可
- **副作用** 呼吸抑制、せん妄、無気肺、喉頭浮腫、気管支痙攣、麻痺性イレウス、排尿障害など

ナースが知っておきたいポイント

- ✓ 麻薬。呼吸抑制作用が手術後帰室してから遅発性に現れることがあるため、投与量やおもに病棟での経過観察には十分注意が必要。
- ✓ そう痒感や嘔気、尿閉もよくみられる副作用である。
- ✓ 慢性疼痛などで手術前から慢性的に投与されている場合、退薬症状にも注意。
- ✓ 使用時は「麻薬処方せん」が必要。

ケタミン

- **適応** 全身麻酔および吸入麻酔の導入
- **副作用** 呼吸抑制、気管支痙攣、覚醒時反応（幻覚、興奮、錯乱など）など

ナースが知っておきたいポイント

- ✓ 鎮痛作用を併せもつ鎮静薬。
- ✓ 交感神経刺激作用があり、麻酔導入薬としては少数派の血圧上昇をともなう薬剤。血圧低下の成人や、小児の麻酔導入には適しているが、緑内障や頭蓋内圧上昇をともなう患者さんには使用しない。
- ✓ 薬理学的には麻薬ではないが、社会的背景から麻薬と同等の取り扱いを要する。
- ✓ 成人に対する単独投与で悪夢を見ることがある。
- ✓ 使用時は「麻薬処方せん」が必要。

ペンタゾシン

- **適応** 各種鎮痛、麻酔補助
- **副作用** 呼吸抑制、依存性など

ナースが知っておきたいポイント

- ✓ 麻薬拮抗性鎮痛薬。
- ✓ 麻薬の受容体の一部を拮抗するため、投与量によって麻薬の作用を減弱する可能性があり、一般的に併用しない。例として、術後鎮痛目的で麻薬の持続静脈内投与や硬膜外投与が行われている場合に併用すると、逆効果になることがある。

ブプレノルフィン

- **適応** 各種鎮痛（とくに術後、心筋梗塞、がん）、麻酔補助
- **副作用** 呼吸抑制、舌根沈下、せん妄、依存性など

ナースが知っておきたいポイント

- ✓ 麻薬拮抗性鎮痛薬。モルヒネより強い効力を示し、長時間作用性（6〜9時間）。
- ✓ 静注、直腸内（坐薬）、皮下投与可能。ペンタゾシンと同様一部麻薬と受容体が重なるため麻薬の作用を減弱することがある。副作用として上記以外に嘔気、嘔吐、便秘、眠気など麻薬に類似した作用を認める。

フルルビプロフェン

- **適応** 各種鎮痛（とくに術後、がん）
- **副作用** 腎機能障害、胃腸出血、喘息発作など

ナースが知っておきたいポイント

- ✓ 静脈内投与できる非ステロイド性消炎鎮痛薬。
- ✓ 術後鎮痛の目的で使用される。
- ✓ 次の患者さんには使用できない。
    ①タマゴや大豆などのアレルギーあり
    ②ほかの非ステロイド性消炎鎮痛薬にアレルギーがある
    ③アスピリン喘息
    ④消化管潰瘍
    ＊腎機能低下患者さんにはその程度により慎重に投与する。

7章 手術室でよく使われる薬

アセトアミノフェン

適応 経口製剤および坐剤の投与が困難な場合の解熱鎮痛

副作用 肝機能障害、劇症肝炎、喘息発作、間質性肺炎など

ナースが知っておきたいポイント

- ✓ 静脈内投与できるアセトアミノフェン製剤で、術後鎮痛の目的で使用される。
- ✓ 小児にも投与できる。
- ✓ 体重により投与量を調節しなければならないので注意。
- ✓ アスピリン喘息の患者さんには禁忌。
- ✓ 肝障害や腎障害、消化管潰瘍の既往のある患者さんには使用しにくい。

4 | 筋弛緩薬と拮抗薬

こんな薬です 筋肉を弛緩させることにより、気管挿管や手術操作を容易にする。患者さん自身の呼吸は完全に損なわれるので、気道確保および人工呼吸の準備が必須である。手術終了後は、安全なレベルまで筋弛緩から回復させることが必要であり、そのために拮抗薬を用いる。

ロクロニウム

適応 麻酔時の筋弛緩、気管挿管時の筋弛緩

副作用 ショック、アナフィラキシー、遷延性呼吸抑制、横紋筋融解症など

ナースが知っておきたいポイント

- ✓ 非脱分極性筋弛緩薬。
- ✓ 単発投与だけでなく持続投与も可能である。
- ✓ とくに腎機能低下患者さんでは、作用が遷延することがあるので注意が必要。
- ✓ 拮抗薬はスガマデクス（p.105）のほかにネオスチグミン（アトロピンと併用する）がある。

スキサメトニウム

適応 麻酔時の筋弛緩、気管挿管時の筋弛緩など

副作用 ショック、アナフィラキシー、悪性高熱症など

ナースが知っておきたいポイント

- ✓ 脱分極性筋弛緩薬。
- ✓ 作用発現時間がどの非脱分極性筋弛緩薬より早いため迅速導入で使用することが多い。
- ✓ 筋弛緩作用は速やかに切れるため、維持には非脱分極性筋弛緩薬を使用する。
- ✓ 悪性高熱症をおこす可能性のある薬剤のひとつであり、投与後は注意が必要。
- ✓ カリウム排泄作用が低下した腎機能低下患者さんや長期臥床や麻痺範囲が大きい患者さん、熱傷の患者さんには使用しない。

スガマデクス

適応 ロクロニウムによる筋弛緩状態からの回復
副作用 ショック、アナフィラキシー、心室性不整脈、冠動脈攣縮など

ナースが知っておきたいポイント

- ロクロニウムを抱合してしまうため、ロクロニウム投与直後でも筋弛緩作用を拮抗できる。
- 筋弛緩作用の残り方によって投与量を変えなければならない。筋弛緩モニターを使用して投与量を決定する。

ネオスチグミン

適応 ロクロニウムによる筋弛緩状態からの回復
副作用 コリン作動性クリーゼ、不整脈など

ナースが知っておきたいポイント

- 重症筋無力症の治療薬のひとつであるが、手術室では非脱分極性筋弛緩薬の拮抗薬として使用される。
- スガマデクスで拮抗できない患者さんや、スガマデクスにアレルギーのある患者さんなどに使用する。
- 単独投与では高度徐脈や房室ブロックなどの危険があるため、アトロピンと混合投与する（＊ネオスチグミンとアトロピン2剤配合のアトワゴリバース®という薬剤もある）。

5｜制吐作用を目的にする薬剤

こんな薬です　手術後はさまざまな原因で悪心・嘔吐が高頻度に合併する（術後悪心嘔吐；PONV）。制吐作用を目的として手術中から投与される薬剤を紹介する。

デキサメタゾン

適応 喉頭浮腫、（抗悪性腫瘍剤投与にともなう）悪心・嘔吐
副作用 誘発感染症、感染症の増悪など

ナースが知っておきたいポイント

- 副腎ホルモン製剤。
- さまざまな目的で使用される。気管挿管による気道浮腫の予防や制吐作用もそのひとつ。
- 本剤の制吐作用は抗がん剤の副作用に対して認められており、麻酔後の嘔気に対する制吐作用については賛否両論である。
- ほかのステロイド製剤が投薬される場合は、とくに投与量に注意する。

ドロペリドール

適応 フェンタニルとの併用による手術、検査、処置時の全身麻酔および局所麻酔の補助
副作用 不整脈、悪性症候群、間代性痙攣など

ナースが知っておきたいポイント

- 従来フェンタニルとの併用で全身麻酔薬の一端を担っていたが、現在ではほぼ制吐効果を期待して使用されることが多い。
- 静注、硬膜外投与いずれも可。
- パーキンソン病の患者さんでは症状が増悪することがある。
- 心疾患のある患者さんでは、QT延長や心室頻拍の報告もあり、慎重投与が必要である。β遮断薬を投与中の患者さんも慎重投与となっている。

メトクロプラミド

適応 悪心、嘔吐など
副作用 悪性症候群、意識障害、痙攣、錐体外路症状など

ナースが知っておきたいポイント

- 副作用が少ない印象の薬剤であるが、まれに錐体外路症状を発症することがあるので注意が必要である。

プロクロルペラジン

適応 術前・術後の悪心・嘔吐
副作用 悪性症候群、錐体外路症状など

ナースが知っておきたいポイント

- 添付文書上、投与方法は筋肉内注射となっており、そのほかの投与経路（静脈内投与など）は適応外投与である。
- 錐体外路症状に留意する必要があるのは、ドロペリドールなどと同様。

[岡野　紫]

6｜昇圧薬

こんな薬です　低血圧の治療として用いられる薬剤。心臓に作用して、心拍数や心収縮力を増加させる、もしくは、血管を収縮させることにより血圧を上昇させる。

フェニレフリン

適応
①急性低血圧またはショック時の補助治療
②発作性上室頻拍
③局所麻酔時
副作用 徐脈

ナースが知っておきたいポイント

- アドレナリンα_1受容体に直接作用して、末梢血管を収縮させることにより血圧を上昇させる。前負荷の上昇や体血管抵抗の増加により徐脈をおこすことがある。
- よく使う1mL製剤は1mg/mLである。生理食塩水や5％ブドウ糖9mLもしくは19mLに溶解し、1mLずつ血圧を評価しながら投与する。持続投与することも可能である。

エフェドリン

適応 麻酔時の血圧低下
副作用 不整脈（心室細動・心室頻拍）など

ナースが知っておきたいポイント

- α_1とβ_1受容体を刺激してノルアドレナリンの遊離を促進する（間接作用）。収縮期や拡張期圧の上昇、心拍数や心拍出量の増加が認められる。
- 1Aを9mLの生理食塩水と混合して10mLとし、心電図や血圧計でモニターしながら1回1〜2mLを投与する。

7 | 降圧薬

こんな薬です 高血圧の治療として用いられる薬剤。単独、持続投与で用いられる。血管拡張により血圧を低下させる。

ニカルジピン

- **適応** 手術時や頭蓋内圧亢進時の異常高血圧の救急処置
- **副作用** 低血圧、血小板減少

ナースが知っておきたいポイント

- ✓ カルシウム拮抗薬のひとつで、血管平滑筋の収縮を抑制し、血圧を低下させる。
- ✓ 配合変化をおこしやすいので、抗菌薬や薬剤投与ルートではなく可能な限り単独投与する。

8 | β遮断薬

こんな薬です 頻脈をともなう高血圧や不整脈の治療に用いられる。短時間作用性なので治療効果を継続するには持続投与が必要である。

ランジオロール

- **適応** 手術時の頻脈性不整脈や洞性頻脈に対する緊急処置（心房細動、心房粗動）
- **副作用** ショック、心停止、高度徐脈など

ナースが知っておきたいポイント

- ✓ 短時間作用性の$β_1$遮断薬で、頻脈性不整脈時に持続投与する。
- ✓ 目安とする心拍数（60回/分）、血圧（収縮期血圧90mmHg）に達したら用量の調節が必要。

9 | 強心薬

> **こんな薬です**　アナフィラキシーや心原性ショック、敗血症性ショックの際に用いられる。心臓手術の際にも用いられることが多い。

ドパミン

- **適応**　心原性ショックや出血性ショックなどによる急性循環不全
- **副作用**　不整脈、末梢虚血など

ナースが知っておきたいポイント

- ✓ 低用量ではドーパミン受容体に作用し内臓血流を増加、心臓に対してはβ受容体に作用し心収縮力を増す。高用量ではα受容体に作用し血圧を上昇させる。
- ✓ 多数のジェネリックがあるので、使用する薬品名の内容量の確認が必要。部署がちがえば希釈方法もちがうはず。その都度確認する。

アドレナリン

- **適応**　①急性低血圧やショック時、②心停止、③気管支痙攣、④局所麻酔薬の作用延長
- **副作用**　肺水腫、不整脈、血圧異常上昇など

ナースが知っておきたいポイント

- ✓ 血管収縮作用による血圧上昇と心拍数、心収縮力を増加させるためACLSでは心停止時の第一選択薬となっている。
- ✓ 気管支拡張作用もある。
- ✓ 症状（心停止・アナフィラキシーなど）により投与量や投与経路が異なる。
- ✓ 緊急時の使用が多いので、投与シミュレーションをしてみることが必要。

ノルアドレナリン

- **適応**　①急性低血圧、②敗血症性ショックや心原性ショック（おもに心筋梗塞）
- **副作用**　徐脈、肺水腫、血圧異常上昇など

ナースが知っておきたいポイント

- ✓ α作用が主で、血管を収縮させ血圧を上昇させる。敗血症性ショックの低血圧では第一選択薬となっている。
- ✓ 静注により過度の血圧上昇を認めることがある。必ず血圧モニター下に少量分割、もしくは持続で投与する。

10 | 抗不整脈薬

こんな薬です　高齢者の増加により不整脈の合併症をもつ患者さんも増えている。心房性・心室性、徐脈・頻脈、作用場所と効果を確認する必要がある。

アトロピン

適応　迷走神経性徐脈、迷走神経性房室伝導障害

副作用　眼圧上昇、排尿障害など

ナースが知っておきたいポイント

- ✓ 抗コリン作動薬のムスカリン受容体拮抗薬であり、散瞳・気管支拡張・頻脈・分泌抑制を生じさせる。
- ✓ 閉塞隅角緑内障患者さんへは禁忌、前立腺肥大患者さんに尿道カテーテルを挿入していない場合には尿閉に注意。

リドカイン

適応　期外収縮（心室性、上室性）、発作性頻拍（心室性、上室性）、急性心筋梗塞時および手術にともなう心室性不整脈の予防

副作用　刺激伝導系抑制・ショック、意識障害・振戦・痙攣、悪性高熱、局所麻酔薬中毒など

ナースが知っておきたいポイント

- ✓ Naチャネルを遮断することで、異常な伝導を抑制し、おもに心室性不整脈を治療する。
- ✓ 局所麻酔薬中毒をおこす可能性がある。
- ✓ 患者さんの体重により投与量は変化する。
- ✓ 全身状態の把握が必要。
- ✓ リドカインは不整脈の薬であるが、局所麻酔のときに使う局所麻酔薬でもある（p.111）。

11 | 副腎皮質ホルモン製剤

こんな薬です　膠原病や自己免疫性疾患で、ステロイドを長期にわたって内服している患者さんがいる。術中の投与計画を検討する必要がある。

ヒドロコルチゾン

適応　①副腎皮質機能不全患者さんに対する補充療法、②浮腫（脳浮腫、喉頭浮腫）予防

副作用　アナフィラキシーをおこす場合あり

ナースが知っておきたいポイント

- ✓ 副腎皮質から分泌される糖質コルチコイド。長期にステロイドを投与されている患者さんが手術する場合に、ステロイドカバーとして使用することが多い。
- ✓ 膠原病や潰瘍性大腸炎などで長期にステロイドを投与されている患者さんは、副腎機能が低下していることが多い。術中の低血圧が難治性の場合、疑う必要性がある。

7章　手術室でよく使われる薬

12 | 血液凝固関係製剤

こんな薬です
心臓や血管手術、脳血管手術などで用いられる。中心静脈カテーテルを挿入する際や動脈ラインの生理食塩水加圧バッグでも必要である。

ヘパリン

- **適応** 手術手技や点滴、検査時の血液凝固の防止
- **副作用** 出血傾向、血圧低下、ヘパリン起因性血小板減少症（HIT）など

ナースが知っておきたいポイント
- ✓ 抗凝固薬として心臓手術やカテーテル治療、点滴の血栓予防に用いられる。使用頻度も高い薬剤のひとつ。
- ✓ ヘパリンの効力は活性化凝固時間（ACT）で測定可能。HIT患者さんにはヘパリン投与禁忌、アルガトロバンを使用する。

プロタミン

- **適応** ヘパリン作用の中和
- **副作用** アナフィラキシー、ショック、肺高血圧症など

ナースが知っておきたいポイント
- ✓ ヘパリンの抗凝固作用を中和するために投与する。半減期はヘパリンよりも短いため、追加投与を必要とする場合もある（ヘパリンリバウンド）。
- ✓ インスリン製剤使用糖尿病患者さんや魚アレルギーのある患者さんでアナフィラキシーをおこすことがある。急速投与でショックをおこす場合がある。血圧モニター下に緩徐投与する。

13 | 利尿薬

こんな薬です
うっ血性心不全や急性腎不全の際に投与される。降圧薬として内服している患者さんもいる。投与後は尿量を把握することが重要である。

フロセミド

- **適応** うっ血性心不全、脳浮腫、悪性高血圧、乏尿
- **副作用** 電解質異常（低K血症・低Ca血症）、代謝性アルカローシスなど

ナースが知っておきたいポイント
- ✓ うっ血性心不全や高血圧、急性腎不全による乏尿時に投与する利尿薬。
- ✓ 尿量が少ないからといって対症療法として投与するのではなく、輸液量や出血量など水分バランスをきちんと把握する。

14 | 局所麻酔薬

> **こんな薬です**　手術や処置、検査などさまざまな場面で用いられる。手術室看護師としては、押さえておきたい薬剤のひとつである。

リドカイン

- **適応**　浸潤麻酔、伝達麻酔、硬膜外麻酔、上肢手術における静脈内区域麻酔（キシロカイン®注ポリアンプ0.5%）
- **副作用**　ショック、意識障害・振戦・痙攣、局所麻酔薬中毒（硬膜外麻酔・伝達麻酔・浸潤麻酔では、異常感覚、知覚・運動障害、悪性高熱もあり）

ナースが知っておきたいポイント
- ✓ 最も使用頻度の高い局所麻酔薬。
- ✓ 濃度や量・エピネフリン添加・バイアルやポリアンプ製品などさまざまな種類が存在している。投与する薬品名・投与方法を必ず確認する。
- ✓ 0.5%、1%、2%がある。

ブピバカイン

- **適応**　脊髄くも膜下麻酔、伝達麻酔、硬膜外麻酔
- **副作用**　局所麻酔薬中毒（不整脈・心停止）など

ナースが知っておきたいポイント
- ✓ 脊髄くも膜下麻酔の際に用いられる。体位や手術手技・患者状態によって高比重・等比重を使い分ける。
- ✓ 不整脈・心停止などの重篤な局所麻酔薬中毒の報告がある。投与後の患者観察は必須である。
- ✓ 作用時間が長い。　✓ 0.25%、0.5%がある。

メピバカイン

- **適応**　硬膜外麻酔、伝達麻酔、浸潤麻酔
- **副作用**　ショック、意識障害・振戦・痙攣、異常感覚、知覚・運動障害、局所麻酔薬中毒など

ナースが知っておきたいポイント
- ✓ プレフィルドシリンジ製剤がある。手術時の浸潤麻酔や伝達麻酔、硬膜外麻酔に使用する場合がある。
- ✓ アンプル・バイアル・プレフィルドシリンジ、そして濃度も容量もさまざまな製剤があり、投与時には必ず確認する。
- ✓ 0.5%、1%、2%がある。

レボブピバカイン

- **適応**　術後鎮痛（0.25%のみ）、伝達麻酔
- **副作用**　局所麻酔中毒など

ナースが知っておきたいポイント
- ✓ 持続硬膜外麻酔や伝達麻酔、術後鎮痛におもに用いられている。
- ✓ アドレナリンを添加しても作用時間は延長しない（薬剤の特性が長時間作用性）。
- ✓ 作用時間が長い。　✓ 0.25%、0.5%、0.75%がある。

ロピバカイン

- **適応**　硬膜外麻酔、伝達麻酔
- **副作用**　局所麻酔薬中毒など

ナースが知っておきたいポイント
- ✓ 硬膜外麻酔（術後鎮痛を含む）や伝達麻酔に用いられている。
- ✓ さまざまな濃度の薬品があり、投与前の薬剤確認（濃度・量）が必要。
- ✓ 作用時間が長い。　✓ 0.2%、0.75%、1%がある。

[下出典子]

手術前の緊張した患者さんへの声かけは重要です。患者さんを励ましてあげて！

8章 手術室でよく聞く略語

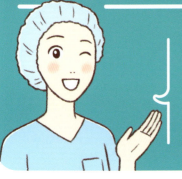

手術室では、会話のなかで略語が飛び交っています。最初は、会話の内容が理解できずあわてることも多くあるかと思います。手術室でよく聞く略語を紹介するので、参考にしてみてください。

*職場によっては呼び方がちがうものもあるので、みなさんが働く職場での呼び方を覚えよう。

（　）内：よく使われる略称

	略語	意味／フルスペル
A	AAA（トリプルエー／スリーエー）	腹部大動脈瘤 abdominal aortic aneurysm
	AC	オートクレーブ／高圧蒸気滅菌 autoclave
	ACT	活性化全凝固時間 activated clotting time
	Appe（アッペ）	虫垂炎手術 appendicitis
B	BB	気管支ブロッカー bronchial blocker
	BIS（ビス）	鎮静レベルを解析するモニター bispectral index
C	C/S（シーエス）	帝王切開術 cesarean section （カイザー／帝切）
	CABG	冠動脈バイパス術 coronary artery bypass grafting
	CE	臨床工学技士 clinical engineer
	CEA	頸動脈内膜剝離術 carotid endarterectomy
	CSDH	慢性硬膜下血腫 chronic subdural hematoma （慢硬）
	CSEA	脊髄くも膜下硬膜外併用麻酔 combined spinal-epidural anesthesia （脊硬麻）
	CVCI	換気不能、挿管不能 cannot ventilate, cannot intubate
D	D&C	子宮内膜搔爬術 dilatation & curettage
	DAM（ダム）	困難気道対策 difficult airway management

	略語	意味／フルスペル
	DLT	ダブルルーメンチューブ double lumen endobronchial tube
	DP	膵体尾部切除術 distal pancreatectomy
	DVT	深部静脈血栓症 deep vein thrombosis
E	ECMO（エクモ）	体外式膜型人工肺装置 extracorporeal membrane oxygenation
	eGFR	推定糸球体濾過量 estimated glomerular filtration rate
	EOG	エチレンオキサイドガス滅菌 ethylene oxide gas
	EPP	胸膜肺全摘術 extrapleural pneumonectomy
	ERAS（イーラス）	術後回復力強化プログラム enhanced recovery after surgery
	ESS	内視鏡下副鼻腔手術 endoscopic sinus surgery
	EVAR（イーバー）	腹部大動脈ステントグラフト内挿術 endovascular aortic repair
F	FFP	新鮮凍結血漿 fresh frozen plasma
H	HALS（ハルス）	用手補助下腹腔鏡手術 hand-assisted laparoscopic surgery
	HEPA	ヘパフィルタ high efficiency particulate air filter
	HTO	高位脛骨骨切り術 high tibial osteotomy
I	IAA	直腸粘膜切除・回腸嚢肛門吻合術 ileoanal anastomosis

略語	意味／フルスペル
IABP	大動脈内バルーンパンピング intraaortic balloon pumping
IACA	回腸嚢肛門管吻合術 ileoanal canal anastomosis
IRA	回腸直腸吻合術 ileorectal anastomosis
IV-PCA	経静脈的自己調節鎮痛法 intravenous patient-controlled analgesia
IVRA	静脈内局所麻酔 intravenous regional anesthesia
L Lap-C	腹腔鏡下胆嚢摘出術　（ラパ胆／ラパコレ） laparoscopic cholecystectomy
LAR	低位前方切除術　（ローアンテ） lower anterior resection
LMA	ラリンジアルマスク　（ラリマ） laryngeal mask
LPEC (エルペック)	腹腔鏡下外鼠径ヘルニア修復術 laparoscopic percutaneous extraperitoneal closure
LPシャント	腰椎くも膜下腔腹腔短絡術 lumbar peritoneal shunt
LTA	気管内噴霧麻酔法 laryngeal tracheal anesthesia
M MDRPU	医療機器関連圧迫創傷 medical device related pressure ulcer
ME	医用工学／臨床工学技士 medical engineering/medical engineer
MEP	運動誘発電位 motor evoked potential
MICS (ミックス)	低侵襲心臓手術 minimally invasive cardiac surgery
O OPCAB (オフキャブ)	心拍動下（オフポンプ）冠動脈バイパス術 off-pump coronary artery bypass
P P/D	胸膜切除／肺剥皮術 pleurectomy/decortication
PC	血小板濃厚液 platelet concentrate
PCA	患者自己調節鎮痛 patient-controlled analgesia
PCEA	自己調節硬膜外鎮痛法 patient-controlled epidural analgesia
PCPS	経皮的心肺補助法 percutaneous cardiopulmonary support
PEA+IOL	超音波水晶体乳化吸引術＋眼内レンズ挿入術 phacoemulsification and aspiration+intraocular lens
PLIF (プリフ)	腰椎後方進入椎体間固定術 posterior lumbar interbody fusion
PONV	術後の悪心・嘔吐 postoperative nausea and vomiting

略語	意味／フルスペル
PPE	個人用防護具 personal protective equipment
PPPD	全胃幽門輪温存膵頭十二指腸切除術 pylorus preserving pancreatoduodenectomy
PPV	経毛様体扁平部硝子体切除術 pars plana vitrectomy
R RALP (ラルプ)	ロボット支援腹腔鏡下前立腺全摘術 robot-assisted laparoscopic prostatectomy
RBC	赤血球製剤 red blood cells
RSI	迅速導入　（クラッシュ） rapid sequence induction
S SAH (ザー)	くも膜下出血 subarachnoid hemorrhage
SEP	体性感覚誘発電位 somatosensory evoked potential
SP	スタンダードプリコーション／標準予防策 standard precaution
SPD	院内物流管理 supply processing distribution
SSI	手術部位感染 surgical site infection
SSPPD	亜全胃温存膵頭十二指腸切除術 subtotal stomach-preserving pancreatoduodenectomy
STA-MCA	浅側頭動脈−中大脳動脈血管吻合術 superficial temporal artery-middle cerebral artery bypass
STH	単純子宮全摘術 simple total hysterectomy
T TAA	胸部大動脈瘤 thoracic aortic aneurysm
TAVI (タビ)	経カテーテル的大動脈弁留置術 transcatheter aortic valve implantation
TCI	標的濃度調節持続静注 target controlled infusion
TCR	子宮鏡下手術 trans cervical resectomy
TEE	経食道心エコー transesophageal echocardiography
TEVAR (ティーバー)	胸部大動脈ステントグラフト内挿術 thoracic endovascular aortic repair
THA	人工股関節置換術 total hip arthroplasty
TIVA	完全静脈麻酔 total intravenous anesthesia
TKA	人工膝関節置換術 total knee arthroplasty
TUEB (チューブ)	経尿道的前立腺核出術 transurethral enucleation with bipolar

嫌になることもあるよね。でも今はグッと堪えて…小さな積み重ねが自分の未来を生み出すから。

略語	意味／フルスペル
TUL	経尿道的尿管結石破砕術 transurethral ureterolithotripsy
TUR-Bt	経尿道的膀胱腫瘍切除術 transurethral resection of the bladder tumor
TUR-P	経尿道的前立腺切除術 transurethral resection of the prostate
V VALI	人工呼吸関連肺傷害 ventilator associated lung injury
VATS (バッツ)	胸腔鏡手術 video-assisted thoracic surgery

略語	意味／フルスペル
VF	心室細動 ventricular fibrillation
VPシャント	脳室腹腔短絡術 ventriculo peritoneal shunt
VT	心室頻拍 ventricular tachycardia
VTE	静脈血栓塞栓症 venous thromboembolism

正式な英略語ではありませんが、よく聞く略称も紹介します。

略称	意味／フルスペル
アウェイク	意識下挿管 awake intubation
インオペ	手術不能 inoperable
スロー	緩徐導入 slow induction
ハルン	尿量　（harunはドイツ語で尿のこと）
ラパロ	腹腔鏡手術 laparoscopic surgery
ラピッド	急速導入 rapid induction

略称	意味／フルスペル
ラリスパ	喉頭痙攣 laryngospasm
リオペ	再手術 re-operation
局麻(きょくま)	局所麻酔 local anesthesia
硬麻(こうま)／Epi(エピ)	硬膜外麻酔 epidural anesthesia
脊麻(せきま)／スパイナル	脊髄くも膜下麻酔 spinal anesthesia
全麻(ぜんま)	全身麻酔 general anesthesia

［米田弥里］

引用・参考文献

1章

1) 日本医療福祉設備協会編．"3. 室内環境"．日本医療福祉設備協会規格　病院設備設計ガイドライン（空調設備編）．病院空調設備の設計・管理指針 HEAS-02 - 2013．日本医療福祉設備協会，2013．
2) 土蔵愛子ほか編著．こころに寄り添う手術看護：周術期患者・家族の心理とケア．東京，医歯薬出版，2014．
3) 阪東孝枝ほか．全身麻酔で手術を受ける手術前日と手術後1週間以内の心理的特徴と対処方法．日本クリティカルケア看護学会誌．9 (3)，2013．13-23．
4) 日本麻酔科学会・周術期管理チーム委員会編．周術期管理チームテキスト．第3版．公益社団法人日本麻酔科学会，2016．

2章

1) 倉橋順子ほか．はじめての手術看護．大阪，メディカ出版，2009．
2) 土蔵愛子．手術看護に見る匠の技．東京，東京医学社，2012．
3) 和田裕子．先輩から聞かれたらこう答えよう！「術前・術後訪問で収集する大事な情報は？」．オペナーシング．32 (4)，2017，12-5．
4) 日本麻酔科学会・周術期管理チーム委員会編．"一般的な患者の評価"．周術期管理チームテキスト．第2版．日本麻酔科学会，2010，4-22．
5) 峯上奈緒子．器械出しが花形…？「いやいや！縁の下の力持ち　外回りもやりがいたっぷり！」．オペナーシング．32 (5)，2017，8-11．
6) 佐々木朋美．「まずイメージ！手術看護って？」．オペナーシング．33 (4)，2018，8-9．

3章

1) 創閉鎖・創傷管理製品カタログ．東京，ジョンソン・エンド・ジョンソン．
2) 向野賢治訳，小林寛伊監訳．病院における隔離予防策のための CDC 最新ガイドライン．大阪，メディカ出版，1996．
3) 東京医科大学医学教育学．WHO 患者安全カリキュラムガイド 多職種版．2011，214-9．
4) 下間正隆．カラーイラストでみる外科手術の基本．東京，照林社，2004，159．
5) 倉橋順子ほか．はじめての手術看護．大阪，メディカ出版，2009，104-12．
6) 畑啓昭編．外科の基本－手術前後の患者さんを診る－．レジデントノート．14 (17)，2013，131-7．
7) 針原康．"手術部位感染（surgical site infection : SSI）防止"．手術医療の実践ガイドライン（改訂版）．日本手術医学会誌．34 (Supplement)，2013，59-71．
8) 森兼啓太．"手術部位感染（SSI）"．術後ケアとドレーン管理のすべて．東京，照林社，2016，3-4．
9) 竹末芳生．"SSI 予防の実際"．前掲書 8），109-14．

4章

1) 公益財団法人日本医療機能評価機構医療事故防止事業部編．医療事故情報収集等事業 第50回報告書別冊．2017．http://www.med-safe.jp/pdf/report_50_separate.pdf（2018年12月閲覧）
2) 米谷恭子．重要！患者・手術の部位確認とカウント．オペナーシング．30（4），2015，72．
3) 日本麻酔科学会．WHO安全な手術のためのガイドライン2009．http://www.anesth.or.jp/guide/pdf/20150526guideline.pdf（2018年12月閲覧）
4) 日本麻酔科学会・周術期管理チーム委員会編．周術期管理チームテキスト．第3版．日本麻酔科学会．2016．
5) 田中マキ子監．ポジショニング学：体位管理の基礎と実践．東京，中山書店，2013，140-69．
6) 日本褥瘡学会編．ベストプラクティス 医療関連機器圧迫創傷MDRPUの予防と管理．東京，照林社，2016，6．
7) 日本手術看護学会監．手術看護業務基準．東京，手術看護学会，2017．
8) 日本麻酔科学会．"手術安全チェックリスト"．WHO安全な手術のためのガイドライン2009．http://www.anesth.or.jp/guide/pdf/20150526checklist.pdf（2018年12月閲覧）
9) 日本手術医学会．第2章 手術部医療安全 II 具体的安全対策．手術医療の実践ガイドライン（改訂版）．日本手術医学会誌．34（Supplement），2013，17, S15
10) 朝倉佑介．Let's 器械出し！ここから始める実践「術中・術後は何に気をつける？」．オペナーシング．31（4），2016，56-7．
11) 大熊律子．器械出しが始まった！術中・術後はココに注意．オペナーシング．32（4），2017，60-1．

5章

1) Lin, EP. et al. Do anesthetics harm the developing human brain? An integrative analysis of animal and human studies. Neurotoxicol Teratol. 60, 2017, 117-28.
2) Vulser, H. et al. Psychiatric consequences of intraoperative awareness:short review and case series. Gen Hosp Psychiatry. 37（1），2015, 94-5.
3) ceto, P. et al. Updateon post-traumatic stress syndrome after anesthesia. Eur Rev Med Pharmacol Sci. 17（13），2013, 1730-7.
4) Chan, MT. et al. BIS-guided anesthesia decreases postoperative delirium and cognitive decline. J Neurosurg Anesthesiol. 25（1），2013, 33-42.
5) American Society of Anesthesiologists Task Force on Management of the Difficult Airway. Practice guidelines for management of the difficult airway: an updated report by the American Society of Anesthesiologists Task Force on Management of the Difficult Airway. Anesthesiology. 98, 2003, 1269-77.
6) 中川雅史ほか編．Difficult Airway Management：気道管理スキルアップ講座．東京，克誠堂出版，2010，9．
7) 日本麻酔科学会．日本麻酔科学会気道管理ガイドライン2014（日本語訳）より安全な麻酔導入のために．2015．http://www.anesth.or.jp/guide/pdf/20150427-2guidelin.pdf（2018年12月閲覧）
8) 鎌田佳伸．カフ圧調整．重症集中ケア．17，2018，35-7．

6章

1) 讃岐美智義．麻酔科研修チェックノート．改訂第5版．東京，羊土社，2015，193-4．
2) 日本手術看護学会監．手術看護業務基準．東京，手術看護学会，2017，28-35．
3) 尾崎眞．手術患者の体温管理．大阪，メディカ出版，2003，41．
4) 高木俊一．筋弛緩モニターマスターウェイ．オペナーシング．31（7），2016，60-9．
5) 盛生倫夫ほか．悪性高熱症診断基準の見直し．麻酔と蘇生．80，1988，771-9．
6) 日本麻酔科学会・周術期管理チーム委員会編．周術期管理チームテキスト．第3版．神戸，日本麻酔科学会，2016，327-9．
7) 倉橋順子ほか．はじめての手術看護．大阪，メディカ出版，2009，66-74．
8) 日本麻酔科学会．安全な麻酔のためのモニター指針（2014．7 第3回改訂）．2014．http://www.anesth.or.jp/guide/pdf/monitor3.pdf（2018年12月閲覧）
9) 吉田奏．CDブック 周麻酔期の手術看護．名古屋，日総研出版，2015，72-6．
10) 山中寛男．BISモニターってそもそも何？．オペナーシング．33（1），2018，76-9．
11) 伊原奈帆．BISモニター．オペナーシング．31（7），2016，24-5．

索引

記号・英文

- 5つのタイミング … 35
- Aldreteスコア … 79
- asystole … 84
- BISモニター … 97
- BURP法 … 74
- Cormack分類 … 68
- HEPAフィルタ … 8
- JSA-AMA … 72
- Mallampati分類 … 68
- $PaCO_2$ … 91
- PEA … 83
- $P_{ET}CO_2$ … 91
- PONV … 56
- rapid induction … 64
- rapid sequence induction … 66
- RSI … 66
- SaO_2 … 89
- slow induction … 65
- SpO_2 … 89
- SSI … 31
- Tracheal tug … 78
- VF … 84
- VIMA … 64
- VT … 84
- β遮断薬 … 107

あ行

- 悪性高熱 … 95
- 亜酸化窒素 … 101
- アセトアミノフェン … 104
- 圧損傷 … 57
- アドレナリン … 108
- アトロピン … 109
- 永久検体 … 49
- エフェドリン … 106
- 円刃刀 … 19

か行

- 開創器 … 25
- 開腹鉤 … 25
- 覚醒下抜管 … 76
- カフ圧計 … 75
- カプノグラム … 92
- カプノメータ … 54, 91
- 換気血流比不均衡 … 57
- 換気状態の3段階評価分類 … 71
- 鉗子 … 23
- 患者誤認 … 36
- 患者さんからの情報収集 … 16
- 緩徐導入 … 65
- 間接視認型喉頭鏡 … 70
- 奇異性呼吸 … 78
- 器械・ガーゼカウント … 43
- 器械出し看護 … 17
- 気管挿管 … 63
- 気管チューブのカフ圧 … 75
- 拮抗薬 … 104
- 気道、呼吸機能への影響 … 57
- 気道確保困難時の介助 … 71
- 気道管理アルゴリズム … 72
- 吸収性無気肺 … 58
- 急速導入 … 64
- 吸入麻酔薬 … 100
- 強心薬 … 108
- 局所麻酔 … 53
- 局所麻酔薬 … 111
- 虚血変化 … 84
- 筋鉤 … 25
- 筋弛緩モニター … 96
- 筋弛緩薬 … 104
- クーパー … 20
- 経鼻挿管 … 66
- ケタミン … 103
- 血圧モニター … 86
- 血液凝固関係製剤 … 110
- ケリー鉗子 … 23
- 検体 … 48
- 降圧薬 … 107
- 高血圧 … 59
- 喉頭鏡 … 67
- 喉頭鏡の準備 … 65
- 抗不整脈薬 … 109
- 誤嚥 … 58
- 呼吸モニタリング … 88

さ行

- 酸素飽和度 … 89
- シーソー呼吸 … 78
- 持針器 … 24
- 手術安全チェックリスト … 38
- 手術看護の流れ … 12
- 手術室の空調設備 … 8
- 手術時手洗い … 33
- 手術部位感染 … 31
- 手術部位間違い … 36
- 出血量の測定 … 46
- 術後の悪心・嘔吐 … 56
- 術前訪問 … 14
- 術中迅速病理診断 … 49
- 術野外感染 … 31
- 術野感染 … 31
- 循環への影響 … 59
- 循環モニタリング … 81
- 昇圧薬 … 106
- 褥瘡発生リスク要因 … 40
- 徐脈 … 60
- 心筋虚血の原因 … 85
- 神経障害部位 … 42
- 心室細動 … 84
- 心室頻拍 … 84
- 心静止 … 84
- 迅速導入 … 66
- 心タンポナーデ … 83
- 心電図モニター … 82
- 深麻酔下抜管 … 76
- スガマデクス … 105
- スキサメトニウム … 104
- スタンダードプリコーション … 34
- 清浄度 … 8
- 清浄度クラス … 9
- 制吐作用 … 105
- 声門上器具挿入 … 63
- 声門上気道確保器具 … 69
- 鑷子 … 22
- セボフルラン … 100
- 尖刃刀 … 19
- 全身麻酔 … 52
- 剪刀 … 20

外回り看護 …………… 18	ネオスチグミン …………… 105	マチュー型持針器 …………… 24
	ノルアドレナリン ………… 108	マッキントッシュ型 ………… 67
た行		マッコイ型 …………… 67
体位固定 …………… 40	**は行**	マンシェット …………… 87
体温喪失のメカニズム …… 94	肺胞の低換気 …………… 57	ミダゾラム …………… 101
体温測定部位 …………… 93	抜管の手順 …………… 77	ミラー型 …………… 67
体温モニタリング ………… 93	パルスオキシメータ ……… 88	無鉤鑷子 …………… 22
退室の基準 …………… 50	ヒドロコルチゾン ………… 109	無脈性電気活動 …………… 83
タイムアウト ……… 39, 45	頻脈 …………… 60	メイヨー剪刀 …………… 20
チアミラール …………… 102	ファイバースコープ挿管 … 70	メス …………… 19
チオペンタール …………… 102	フェニレフリン …………… 106	メッツェンバウム剪刀 …… 21
中心動脈の触れかた ……… 83	フェンタニル …………… 102	メトクロプラミド ………… 106
中枢温 …………… 93	副腎皮質ホルモン製剤 …… 109	メピバカイン …………… 111
中枢神経系への影響 ……… 55	腹壁鉤 …………… 25	申し送り …………… 51
チューブエクスチェンジャー … 79	ブピバカイン …………… 111	モスキート鉗子 …………… 23
腸鉗子 …………… 23	ブプレノルフィン ………… 103	モノフィラメント ………… 27
鎮静薬 …………… 101	フルルビプロフェン ……… 103	モルヒネ …………… 103
鎮痛薬 …………… 102	ブレイド …………… 27	
低血圧 …………… 59	プロクロルペラジン ……… 106	**や行**
低酸素血症 …………… 84	フロセミド …………… 110	有鉤鑷子 …………… 22
低体温対策 …………… 33	プロタミン …………… 110	予防的抗菌薬投与 ………… 33
デキサメタゾン …………… 105	プロポフォール …………… 101	
摘出臓器 …………… 48	ヘガール型持針器 ………… 24	**ら行**
デクスメデトミジン ……… 102	ヘパフィルタ …………… 8	ランジオロール …………… 107
デスフルラン …………… 101	ヘパリン …………… 110	リドカイン ………… 109,111
電子カルテからの情報収集 … 15	ヘラ …………… 25	利尿薬 …………… 110
ドパミン …………… 108	ペンタゾシン …………… 103	輪状甲状膜穿刺キット …… 70
ドロペリドール …………… 105	縫合糸 …………… 26	輪状軟骨圧迫法 …………… 74
		レボブピバカイン ………… 111
な行	**ま行**	レミフェンタニル ………… 102
ニカルジピン …………… 107	麻酔導入 …………… 61	ロクロニウム …………… 104
布鉗子 …………… 23	麻酔の影響 …………… 55	ロピバカイン …………… 111

監修・執筆者一覧

監修　廣瀬宗孝　兵庫医科大学麻酔科学・疼痛制御科学講座主任教授
執筆　兵庫医科大学病院

1章
- 1
  川越英子　看護部手術センター看護師長
- 2・3
  安藤寛美　看護部血液浄化センター副看護師長

2章
北岡　令　看護部手術センター看護師

3章
- 1
  河野幸一　看護部手術センター看護師（手術看護認定看護師）
- 2
  多島瑛梨　看護部手術センター看護師

4章
- 1
  黒木依子　看護部手術センター看護師
- 2
  久米瑞穂　看護部手術センター看護師
- 3
  森永信博　看護部手術センター看護師
- 4
  前田香織　看護部手術センター看護師
- 5
  鵜鷹　恵　看護部ICU看護師
- 6
  小川美幸　看護部手術センター看護師

5章
- 1・2
  狩谷伸享　兵庫医科大学麻酔科学・疼痛制御科学講座准教授
- 3・4
  植木隆介　兵庫医科大学麻酔科学・疼痛制御科学講座講師

6章
- 1
  中本志郎　兵庫医科大学麻酔科学・疼痛制御科学講座助教
- 2
  小林喜子　兵庫医科大学麻酔科学・疼痛制御科学講座助教
- 3・4
  河野幸一

7章
p.100～106
岡野　紫　兵庫医科大学麻酔科学・疼痛制御科学講座講師
p.106～111
下出典子　兵庫医科大学麻酔科学・疼痛制御科学講座講師

8章
米田弥里　看護部手術センター看護主任（手術看護認定看護師）

手術室に配属ですか？！−すごく大事なことだけギュッとまとめて教えます！

2019年3月 1日発行　第1版第1刷
2023年6月10日発行　第1版第6刷

監　修　廣瀬 宗孝
発行者　長谷川 翔
発行所　株式会社メディカ出版
　　　　〒532-8588
　　　　大阪市淀川区宮原3−4−30
　　　　ニッセイ新大阪ビル16F
　　　　https://www.medica.co.jp/
編集担当　鈴木陽子
ブックデザイン　小口翔平＋山之口正和＋上坊菜々子
　　　　　　　　（tobufune）
カバーイラスト　友貴
本文イラスト　吉泉ゆう子
組　版　株式会社明昌堂
印刷・製本　株式会社シナノ パブリッシング プレス

© Munetaka HIROSE, 2019

本書の複製権・翻訳権・翻案権・上映権・譲渡権・公衆送信権（送信可能化権を含む）は、(株)メディカ出版が保有します。

ISBN978-4-8404-6850-3　　　　　　　　　　　Printed and bound in Japan

当社出版物に関する各種お問い合わせ先（受付時間：平日9：00〜17：00）
●編集内容については、編集局 06-6398-5048
●ご注文・不良品（乱丁・落丁）については、お客様センター 0120-276-115